Gerhild Landeck | Katrin Lepke |
Gisela Michalowski | Beate Weßing

FASD bei Erwachsenen

Eine Orientierungshilfe
für Bezugs- und Begleitpersonen
von Menschen mit FASD

RATGEBER

für Angehörige, Betroffene und Fachleute

Gerhild Landeck | Katrin Lepke |
Gisela Michalowski | Beate Weßing

FASD bei Erwachsenen

Eine Orientierungshilfe
für Bezugs- und Begleitpersonen
von Menschen mit FASD

Schulz-Kirchner Verlag

Bibliografische Information der Deutschen Bibliothek
Die Deutsche Bibliothek verzeichnet diese Publikation in der Deutschen Nationalbibliografie; detaillierte bibliografische Daten sind im Internet über http://dnb.ddb.de abrufbar.

2., überarbeitete Auflage 2024
1. Auflage 2019
ISBN 978-3-8248-1249-3
eISBN 978-3-8248-9950-9

Mollweg 2, D-65510 Idstein
Vertretungsberechtigte Geschäftsführer:
Dr. Ullrich Schulz-Kirchner, Martina Schulz-Kirchner
Titelfoto: © Victor Pravdica – fotolia.com
Lektorat: Susanne Koch
Umschlagentwurf und Layout: Petra Jeck, Susanne Koch
Druck und Bindung: Plump Druck & Medien, Rolandsecker Weg 33, 53619 Rheinbreitbach
Printed in Germany

Inhalt

Genderhinweis: Zur besseren Lesbarkeit wird in diesem Buch vorwiegend die männliche Form bei Personen verwendet. Selbstverständlich sind stets alle Geschlechter gemeint.

| Vorwort

Warum dieser Ratgeber?

Die Botschaft, dass werdende Mütter in der Schwangerschaft auf Alkohol und Drogen im Interesse eines gesunden Kindes verzichten sollten, ist inzwischen weitgehend in der öffentlichen Wahrnehmung angekommen. Dennoch ist zumeist wenig Wissen und Verständnis für die tatsächlichen Auswirkungen im Alltag eines Menschen mit Fetalen Alkoholspektrumstörungen (FASD) vorhanden. FASD ist eine lebenslange Behinderung, die Körper, Geist und Seele betrifft und sich nicht „auswächst". Besonders im Erwachsenenalter, wenn die jungen Menschen mit FASD den schützenden Rahmen der Familie verlassen oder Maßnahmen der Jugendhilfe nicht mehr verfügbar sind, geraten sie oft an ihre Grenzen im Alltag. Ein lückenloser Übergang von einer kindzentrierten zu einer erwachsenenorientierten Gesundheitsversorgung von Menschen mit FASD fehlt bislang.

Eine nicht zu unterschätzende Anzahl von erwachsenen Menschen mit fehlender Alltagskompetenz, die nie diagnostiziert wurden, braucht statt Vorwürfen und Schuldzuweisungen Unterstützung in Form von Verständnis, Geduld, Begleitung bis hin zu einer rechtlichen Betreuung im Bedarfsfall.

Entgegen einem oft defizitorientierten Denken möchten wir mit diesem Ratgeber Menschen mit FASD und ähnlichen Einschränkungen sowie ihre Bezugs- und Begleitpersonen auch ermutigen, vorhandene Talente und Begabungen stärker in den Vordergrund zu rücken und nicht aufzugeben, sich für die Menschen mit FASD einzusetzen – trotz nicht ausbleibender Rückschläge und Enttäuschungen.

Dieser Ratgeber soll dazu beitragen, dass Beschäftigte von Ämtern und Behörden, medizinischen Einrichtungen, Arbeitgeber und Leitungspersonal in Werkstätten für behinderte Menschen (WfbM) sowie Entscheidungsträger ihre Sichtweisen überdenken. Menschen mit FASD und ähnlichen Einschränkungen benötigen meist ganz pragmatische Hilfen, die sie annehmen und umsetzen können. Sie brauchen letztendlich aber auch Akzeptanz in ihren Lebensentwürfen, auch wenn diese nicht immer unseren Wertvorstellungen entsprechen. Nur so ist es möglich, Kommunikation aufrechtzuerhalten und Betroffene adäquat zu begleiten und zu unterstützen.

| Diagnostik im Erwachsenenalter

„Endlich weiß ich, warum ich anders bin!“

Infolge einer stärkeren Öffentlichkeitsarbeit entdecken erwachsene Menschen manchmal aufgrund von Berichterstattungen in den Printmedien oder im Fernsehen Parallelen zu ihrem eigenen Leben. Sie betreiben Biografiearbeit und stellen fest, dass Alkohol im Leben ihrer Mütter eine Rolle gespielt hat. Dadurch stellt sich ihnen zwangsläufig die Frage: „Hat meine Mutter während der Schwangerschaft mit mir auch getrunken?“

Im Erwachsenenalter gestaltet sich die Diagnostik häufig schwierig, da z. B. Unterlagen abhandengekommen sind, die Gesichtsmerkmale sich verwachsen und die Erwachsenen sich gut artikulieren können. Daher ist es wichtig, falls vorhanden, das gelbe Untersuchungsheft und Kinderfotos zur Untersuchung mitzubringen. Immer noch gibt es bundesweit nur wenige Fachleute, die eine Beeinträchtigung, die unter den Oberbegriff FASD fällt, diagnostizieren können. Es fehlt an einer entsprechenden Leitlinie für die Diagnostik der Fetalen Alkoholspektrumstörungen im Erwachsenenalter. Bisher nutzt man die auch im Kinderbereich eingesetzte S3-Leitlinie FASD, den 4-Digit Diagnostic Code von Susan Astley ([4]2024) oder die kanadischen Leitlinien für Erwachsene (Chudley et al. 2005).

Für die Diagnosestellung der Fetalen Alkoholspektrumstörung (FASD) werden die folgenden Kriterien bestimmt (vgl. Landgraf 2015).

Kriterien für das **Fetale Alkoholsyndrom (FAS)**, das sogenannte Vollbild:

a. mindestens eine Wachstumsauffälligkeit (vor- und nachgeburtlich zu klein oder zu leicht, Body-Mass-Index unter der 10. Perzentile1[1]),
b. drei definierte Auffälligkeiten des Gesichtes (verkürzte Lidspalte, fehlendes oder verstrichenes Philtrum [Rinne zwischen Nase und Mund], eine schmale Oberlippe, siehe Lip-Philtrum Guide [Astley [4]2024]),
c. eine funktionelle oder strukturelle Auffälligkeit des zentralen Nervensystems (ZNS) (wie z. B. eine Intelligenzminderung, verminderte Lern- und Merkfähigkeit, Störungen der Exekutivfunktionen, Verhaltensauffälligkeit, kleiner Kopf),
d. bestätigter oder nicht bestätigter Alkoholkonsum in der Schwangerschaft.

---

1 Ein Body-Mass-Index unter der 10. Perzentile bedeutet, dass 10 % aller Kinder in dieser Altersgruppe einen niedrigeren und 90 % einen höheren BMI haben als das untersuchte Kind.

Kriterien für das Partielle Fetale Alkoholsyndrom (pFAS):

a. zwei Auffälligkeiten des Gesichtes,
b. strukturelle oder funktionelle Auffälligkeiten des ZNS,
c. gesicherter Alkoholkonsum in der Schwangerschaft.

Kriterien für die Alkoholbedingten Neurologischen Entwicklungsstörungen (ARND):

a. Beeinträchtigung in mindestens drei Bereichen des ZNS,
b. bestätigter Alkoholkonsum in der Schwangerschaft.

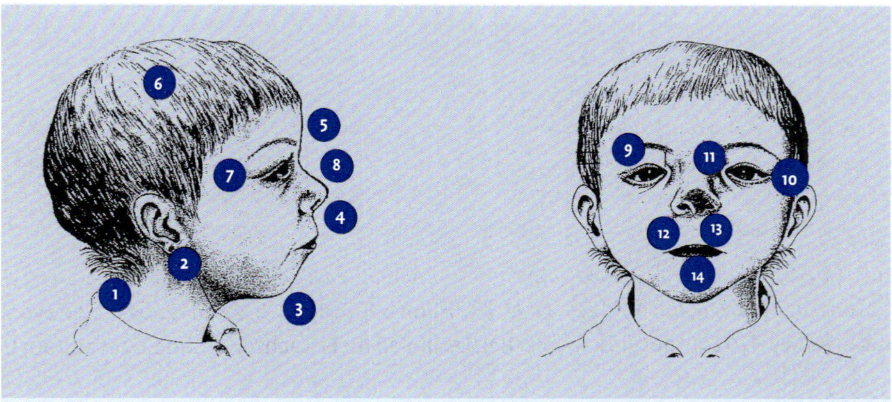

1	Haaraufstrich im Nacken	9	herabhängende Augenlider
2	tief ansetzende, nach hintenrotierende Ohren	10	Lidfalte
3	fliehendes Kinn	11	enge Lidspalten
4	vorstehende Nasenlöcher	12	fehlender Schwung der Oberlippe
5	etwas vorgewölbte Stirn		
6	Kopf-/Gehirn-Minderentwicklung	13	abgeflachte Rinne von Nase zu Oberlippe
7	leichtes Schielen	14	Schmales Lippenrot (besonders der Oberlippe)
8	verkürzter Nasenrücken		

Quelle: Beispiele für Auffälligkeiten im Gesichtsbereich. Aus: Löser, H. ([2]2001): Kinder alkoholtrinkender Mütter – Folgen, Pflege und Erfahrungen zur Hilfe. In: Stiftung zum Wohl des Pflegekindes (Hrsg.): 1. Jahrbuch des Pflegekinderwesens. Idstein: Schulz-Kirchner Verlag

Abb. 1: Schädel- und Gesichtsveränderungen bei Fetalem Alkoholsyndrom

| Symptomakzeptanz

Krankheitsbewältigung

Der Begriff ‚Krankheitsbewältigung' ist in der Psychologie fest verankert. Gemeint ist hiermit die erfolgreiche, persönliche Strategie, mit bzw. trotz einer Behinderung ein gutes, zufriedenes Leben zu führen. Ziel einer gelungenen Krankheitsbewältigung ist es, momentane oder andauernde, krankheitsbedingte Veränderungen und Einschränkungen annehmen zu lernen und optimal in das eigene Leben zu integrieren.

Wird ein Mensch mit der Diagnose FASD konfrontiert, durchläuft er meist verschiedene Stadien von Reaktionen und Verarbeitungsmustern: Am Anfang besteht oft ein Schock, der bis zur Verleugnung, dem „Nicht-Wahrhaben-wollen" einer Diagnose, gehen kann. Hieran schließen sich manchmal Phasen der Aggression/Wut („Warum hat meine Mutter während der Schwangerschaft nicht aufgehört zu trinken?") und der Depression an. Letztere sind meist durch eine Bedrohung des gewohnten Selbstbildes ausgelöst. Man hadert mit sich und dem Umfeld. Manche Menschen mit FASD denken: „So schlimm ist es doch nicht"; andere denken: „Es ist absolut schlimm, mein Leben ist ruiniert" und fallen in ein „schwarzes Loch" – es herrscht ein Gefühlschaos.

Wenn es gelingt, diese Phasen zu überwinden, kann es zu einer ersten Akzeptanz der eigenen Krankheit/Behinderung kommen. Dabei können die vorherigen Phasen auch mehrmals aufs Neue durchlebt werden, bis es zu einem stabilen Frieden mit den Veränderungen kommen kann (vgl. Schuchardt, 1982).

Je früher der Mensch mit FASD Klarheit hat, worin die Ursache seiner Schwierigkeiten liegt, desto eher ist er in der Lage, seine Schwächen und Stärken zu erkennen und zu benennen. Erst dadurch wird es ihm möglich, zielgerichtete Hilfen in den Dingen des Alltags zu erhalten und für sich selbst zulassen zu können.

Nach jahrelanger Ungewissheit und der ständig drückenden Frage: „Was ist los mit mir, warum bin ich so anders?", entdecken die Betroffenen, eventuell auch zufällig (z. B. durch Berichterstattung in den Medien), die mögliche Ursache für das Anderssein. Sie begeben sich auf die Suche, um zu erfahren, ob es tatsächlich möglich sein kann, dass all die Probleme, mit denen sie im Alltag zu kämpfen haben, die Folgen des mütterlichen Alkoholkonsums während der Schwangerschaft sind. Nur eine gründliche Diagnostik kann Gewissheit bringen, ob Fetale Alkoholspektrumstörungen (FASD) vorliegen oder nicht.

Sie sollten darin unterstützt werden, Abschied zu nehmen von dem Erwachsenen, der sie gerne wären und sich anzunehmen, wie sie sind.

Nur wenn es Menschen mit FASD gelingt, Schwächen und Stärken zu erkennen, zu akzeptieren und die Ursachen bestehender Defizite für sich anzunehmen, werden sie in die Lage versetzt, zu lernen, mit der Behinderung umzugehen und Hilfen anzunehmen.

„Jetzt erst weiß ich, was für ein toller Mensch ich bin, trotz oder gerade wegen der Diagnose. Was habe ich alles geschafft!“
(T., 32 Jahre, FASD)

| FASD und Gesundheit

FASD betrifft den ganzen Körper. Eine Untersuchung von Himmelreich et al. (2017) zeigt auf, dass es eine ganze Reihe gesundheitlicher Probleme gibt, die vermehrt bei Menschen mit FASD auftreten. In diesem Zusammenhang spricht man von Komorbiditäten.
Eine Metaanalyse der kanadischen Forscherin Svetlana Popova und ihrer Kollegen vom Centre for Addiction and Mental Health in Toronto (2016) analysierte 127 internationale Studien, in denen Kinder mit Fetalen Alkoholspektrumstörungen und gesunde Kinder verglichen wurden. Die Metaanalyse listet 428 komorbide Erkrankungen auf, die bei Menschen mit FASD auftreten können. Die häufigsten Krankheitsbilder sind angeborene Missbildungen, Chromosomenanomalien sowie psychische und Verhaltensstörungen. Am häufigsten treten Störungen des peripheren Nervensystems und der Sinne, rezeptive Sprachstörungen, expressive Sprachstörungen und chronische Mittelohrentzündung auf. (Näheres siehe unter: www.aerzteblatt.de/archiv/181777/Fetales-Alkoholsyndrom-Das-Spektrum-lebenslanger-Komorbiditaeten-ist-gross; www.ncbi.nlm.nih.gov/pubmed/26777270)
Bei Menschen mit FASD ist also häufiger mit Erkrankungen der Ohren, des Herzens, der Nieren, mit Arthrose und vielen anderen Erkrankungen zu rechnen. Deshalb sollten Betroffene wenigstens einmal jährlich den Hausarzt aufsuchen. Auch Vorsorgeuntersuchen sollten regelmäßig wahrgenommen werden, um vermeidbare Folgeschäden rechtzeitig zu erkennen.

Erwachsene mit einer fetalen Alkoholspektrumstörung haben häufig Schlafprobleme. Sie können nicht einschlafen oder nicht durchschlafen. Diese Schlafprobleme können unterschiedliche Ursachen haben. Eine Untersuchung in einem Schlaflabor bringt Klarheit, ob eine organische Ursache für die Probleme vorliegt. Liegt keine organische Ursache vor, sollte auf eine ausgewogene Schlafhygiene, wie z. B. feste Zeiten und Rituale (z. B. ein Wannenbad mit entspannenden Badezusätzen etc.), geachtet werden. Auf koffeinhaltige Getränke sollte verzichtet werden. Auch unangenehme Empfindungen bei bestimmten Wäschearten (z. B. Frotteeschlafanzug, Seersucker-Bettwäsche) können den Schlaf beeinträchtigen. Da jeder Mensch mit FASD eine andere Wahrnehmung hat, muss man individuell ausprobieren, was hilft, einen guten Tag-Nacht-Rhythmus zu erreichen.

FASD und Sucht

Menschen mit FASD sind erheblich gefährdet, eine Suchterkrankung zu entwickeln. Schon im Kindes- und Jugendalter haben sie oft Probleme, Freunde unter Gleichaltrigen

zu finden. Sie können nicht unterscheiden, welche Menschen ihnen guttun und welche nicht. Es besteht die Gefahr, dass sie sich „falschen Freunden" anschließen. Der Wunsch, dazuzugehören, lässt sie unkritisch riskante Verhaltensweisen übernehmen. Naiv und verleitbar können sie die Gefahren ihres Tuns nicht erkennen. Sie probieren Drogen aus, werden aber schnell abhängig und finden den Absprung nicht mehr.
Oft fühlen sich die jungen Leute besser unter dem Einfluss von Drogen. Sie berichten, dass sie sich ruhiger fühlen und sich besser konzentrieren können. Dies insbesondere dann, wenn eine Behandlung von ADHS im Kindesalter im Erwachsenenalter nicht fortgeführt wurde. Dementsprechend sind die Betroffenen zunächst nicht motiviert, den Drogenkonsum zu beenden. Die Gefahren für Körper und Psyche sind ihnen nicht bewusst. Sie empfinden auch keinen Bedarf für Hilfe von außen. Geraten sie jedoch in Bedrängnis oder in für sie ausweglose Situationen, sind sie manchmal eher bereit, Hilfen anzunehmen.
Die Suchthilfesysteme sind auf diesen speziellen Personenkreis nicht eingestellt. Natürlich nehmen psychiatrische Abteilungen der Krankenhäuser den Patienten in Akutsituationen auf. Es folgt die Entgiftung auf spezialisierten Stationen. Aber schon dort stoßen die Behandler oftmals an ihre Grenzen. Manche Menschen mit FASD zeigen dann ein merkwürdiges Phänomen, das beim medizinischen Personal auf ungläubiges Staunen und Unverständnis stößt. Sie glorifizieren ihren Suchtmittelkonsum. Bei der Aufnahme ins Krankenhaus geben sie beispielsweise an, unmittelbar vorher noch konsumiert zu haben, aber die im Krankenhaus durchgeführten Screenings sind alle negativ. In Therapiegesprächen geben die Menschen mit FASD oft jahrelangen hohen Konsum aller möglichen Substanzen an, obwohl dies nicht der Wahrheit entspricht. Bemerken sie, dass die Behandler an ihren Angaben zweifeln, reagieren sie aggressiv und brechen eventuell die Behandlung ab, „weil ihnen ja sowieso keiner glaubt".
Im Suchthilfesystem wird vor allem auf den Willen des Patienten zur Abstinenz gebaut. Es wird ein gewisses Maß an Durchhaltevermögen und Eigenverantwortung erwartet. Das können Suchtpatienten mit FASD meist nicht aufbringen. Sie sind schnell mit den Erwartungen überfordert, sie schaffen es einfach nicht, regelmäßig und pünktlich an Therapiestunden teilzunehmen. Das hohe Maß an Eigenverantwortung und Selbstorganisation überfordert Menschen mit FASD. Dies zeigt sich oft schon während der Entgiftung und verhindert die Vermittlung in eine Entwöhnungstherapie.

Langzeittherapien über mehrere Monate stehen daher Patienten mit FASD meist nicht offen. Die Überforderung beginnt bereits bei der Organisation des Klinikalltags. Menschen mit FASD benötigen im Alltag in vielen Dingen des täglichen Lebens Hilfe und Unterstützung. Dies kann eine Klinik nicht leisten. Dort müssen die Patienten ihre persönlichen Angelegenheiten alleine regeln. Oft betrifft das ganz einfache Dinge wie Körperhygiene, Wäschepflege, pünktliche Teilnahme an den Therapiesitzungen, eigene Freizeitgestal-

tung, Umgang mit Geld usw. Menschen mit FASD sind schnell überfordert und reagieren entsprechend mit Verhaltensauffälligkeiten oder Verweigerung. Dies führt zur Fehlinterpretation bei den Behandlern. Den Menschen mit FASD wird mangelnder Wille und mangelnde Mitarbeit unterstellt. Die Therapie muss letztlich erfolglos abgebrochen werden. Wieder sind die Menschen mit FASD am System gescheitert. Dieses Scheitern führt erneut zu Frust und Hilflosigkeit. Und der Kreislauf beginnt von vorn.
Kommt bei Suchtkranken mit FASD noch eine Intelligenzminderung hinzu, wird die Lage noch schwieriger. Alles bereits Beschriebene kann für diese Menschen in verstärktem Maße zutreffen. Zusätzlich erschwerend wirkt der Umstand, dass es für intelligenzgeminderte Menschen mit Suchtproblematik kaum Anlaufstellen gibt.
Nur dann, wenn nachweislich eine akute Gefahr für das Leben des Betroffenen oder die Gefahr einer erheblichen Fremdgefährdung vorliegt, ist es unter bestimmten Umständen möglich, den Menschen gegen seinen Willen für eine begrenzte Zeit in eine geschlossene psychiatrische Abteilung eines Krankenhauses einweisen zu lassen. Da dies einen erheblichen Eingriff in seine Grundrechte darstellt, bedarf es grundsätzlich eines richterlichen Beschlusses.
Das Leben von Menschen mit FASD mit zusätzlicher Suchtproblematik ist ein ständiges Hin und Her und Auf und Ab. Manchmal ist die Suchterkrankung zusätzlich durch Beschaffungskriminalität belastet, um den Suchtmittelkonsum finanzieren zu können.
Es ist hilfreich, wenn der Mensch mit FASD über einen sicheren Wohnplatz verfügt, z. B. in einer Einrichtung, in der man sich zumindest der besonderen Problematik bewusst ist und versucht, den Menschen immer wieder aufzufangen und anzunehmen. Doch solche Einrichtungen sind sehr selten.
Die (Ersatz-)Familie ist meist der einzige Ort, an dem diese Menschen bisher in ihrem Leben Verlässlichkeit und Sicherheit erleben und vor allem das Gefühl haben dürfen, geliebt zu werden. Darum sind die engen Bezugspersonen in vielen Fällen auch der letzte Rettungsanker, an den sie sich in großer Not klammern. Auch wenn Angehörige nichts an der Sucht oder den sonstigen Problemen ändern können, so ist für die Betroffenen die Gewissheit, dass in höchster Not jemand für sie da ist, äußerst hilfreich.

Das Gefühl der Hilflosigkeit und manchmal nichts tun zu können, ist für enge Bezugspersonen nur schwer auszuhalten. Angehörige leiden mit und es ist unerlässlich, die eigene Belastungsgrenze zu erkennen – wie viel man aushalten kann, ohne selbst Schaden zu nehmen. Hierzu sollte auch professionelle Hilfe in Anspruch genommen werden. Mit dem Bewusstsein, dass es wahrscheinlich nicht zu vollkommener Abstinenz bei den Betroffenen kommen wird, kann und muss man lernen, kleine Erfolge erkennen und schätzen zu können. Es wird immer Zeiten geben, in denen es ein bisschen ruhiger läuft. Man sollte sich jedoch stets im Klaren darüber sein, dass der nächste Absturz jederzeit möglich ist. Jede Art von Erwartungsdruck gegenüber den Betroffenen muss vermieden werden, denn Stress und Überforderung führen zu einem Rückfall in die bewährten Strategien. Der Kreislauf würde erneut beginnen.

Was brauchen Menschen mit FASD und zusätzlicher Suchterkrankung?

!

Hilfreich können sein:

- eine gesicherte Wohnsituation mit adäquater Betreuung, in der der Betroffene mit seiner Problematik angenommen wird,
- stationäre Betreuung und Behandlung in Akutsituationen,
- medikamentöse Behandlung, evtl. Bedarfsmedikation, wenn die Unruhe zu groß wird,
- Langzeittherapie, soweit diese im Einzelfall möglich und sinnvoll ist,
- je nach Einzelfall Zugang zu niedrigschwelligen Hilfsangeboten oder Anbindung an eine klinische Ambulanz oder Tagesklinik.

Bei Menschen mit FASD, Intelligenzminderung und Suchtproblematik beschränkt sich die Hilfe in der Regel auf die ersten drei Punkte.

Für Menschen mit FASD und Suchtproblemen sind völlig neue Ansätze in der Suchttherapie erforderlich, die weniger auf Selbstverantwortung und Selbstorganisation ausgelegt sind. Menschen mit FASD brauchen zuvorderst Hilfe und Unterstützung in der Alltagsbewältigung. Dies können herkömmliche Kliniken nicht leisten. Meist sind die gängigen Therapiepläne zeitlich zu dicht gedrängt über den Tag verteilt und überfordern dadurch Menschen mit FASD. Sie brauchen mehr Zeit, alles muss langsamer ablaufen. Menschen mit FASD benötigen eine vertraute Betreuungs- und Bezugsperson, die sie während einer Therapie ganzheitlich begleitet und unterstützt. Sie brauchen ebenso für die Zeit nach der Therapie ein sicheres Umfeld sowie eine entsprechende Perspektive.

| Bezugs- und Begleitpersonen

Menschen mit FASD benötigen zur Unterstützung und zur Bewältigung ihres Alltags Personen, denen sie absolut vertrauen können. Dies können Lebenspartner, Eltern, Betreuer, Freunde etc. sein. Vertrauen, liebevolle Zuwendung und Verständnis für den Menschen mit FASD zeichnen diese besonderen persönlichen Beziehungen aus. Aber z. B. auch Sozialarbeiter, Streetworker, Mitarbeiter von Wohneinrichtungen, Ärzte, Rechtsanwälte, Sporttrainer oder Leiter von Freizeitgruppen sind Personen, die Menschen mit FASD zeitlich begrenzt auf ihrem Weg durchs Leben begleiten. Diese Bezugs- und Begleitpersonen sollten mit dem Behinderungsbild FASD und den persönlichen Eigenheiten des Menschen mit FASD vertraut sein.

„Ich brauche jemanden, der mir hilft, meinen Tag zu strukturieren, nicht jemanden, der meine Fenster putzt oder meine Wäsche wäscht. Das kann ich alles allein …" (M., 56 Jahre, FASD)

Die Aufgaben einer Bezugs- oder Begleitperson können sehr vielfältig sein, sollten sich jedoch immer an den individuellen Bedürfnissen orientieren. Der Mensch mit FASD muss grundsätzlich an allen Entscheidungen, die seine Person betreffen, beteiligt werden.
Wichtig für den Menschen mit FASD sind positive Erlebnisse, Lob und Anerkennung und die Förderung seiner besonderen Stärken und Begabungen, wie z. B. Musikalität, Kreativität, Sportlichkeit oder besondere soziale Fähigkeiten.

Im Umgang mit Behörden, Ärzten oder der Justiz fällt es dem Menschen mit FASD – trotz guten aktiven Wortschatzes – schwer, das gesprochene Wort und z. B. die Anschreiben der Behörden zu verstehen. Hier sollte eine vertraute Person auf Wunsch anwesend sein und als „Übersetzer" dieser Schreiben und Gespräche fungieren.

Als hilfreich hat sich ein Schriftstück erwiesen, in dem die Daten der Bezugsperson vermerkt sind, sodass in einer Notsituation der Mensch mit FASD seine Bezugsperson erreichen bzw. diese von Behörden hinzugezogen werden kann.

Auch die Bezugspersonen selbst sind häufig bei der Begleitung von Menschen mit FASD sehr belastet. Sie dürfen ihr eigenes Wohlbefinden nicht aus dem Blick verlieren und müssen für eigene Entlastungsmöglichkeiten sorgen. Dies kann innerhalb der Familie, bei Freunden und Nachbarn geschehen oder im Rahmen von Selbsthilfegruppen, die über die Behinderung FASD aufgeklärt sind.

Bedürfnisse der Menschen mit FASD und die Rolle der Bezugspersonen

Eines ist sicher: Auch Menschen mit FASD – vor allem die jungen Erwachsenen – wollen so normal wie möglich leben und einfach dazugehören.

Die allermeisten wollen nicht als „behindert" eingestuft werden, sie träumen von einem eigenständigen, unabhängigen Leben mit einem guten Job und viel Geld. Sie wollen keinen Sonderstatus, sondern ein „Angenommen werden" – eine Akzeptanz ihrer Persönlichkeit, bei Bedarf eine sensible Begleitung und meist ganz pragmatische Hilfestellungen im Alltag.

Viele Menschen mit FASD wünschen sich eine Person, der sie vertrauen können und die möglichst jederzeit als Ansprechpartner zur Verfügung steht, keine Vorwürfe macht und eine angstfreie Begegnung ermöglicht.

Für enge Bezugspersonen, die sich oft viele Jahre „aufopferungsvoll" um das Kind, den Jugendlichen gekümmert haben, ist der Schritt des nun Erwachsenen mit FASD in ein eigenständiges Leben oft ein harter Einschnitt. Die Sorge um die zukünftige Alltagsgestaltung ohne die ständige Verfügbarkeit und mögliche Einflussnahme der Bezugspersonen, vielleicht auch die unklare berufliche Perspektive und natürlich die oft unrealistischen Pläne lassen die Bezugspersonen verzweifeln – und doch sollten sie versuchen, möglichst unerschütterlich und fest wie ein Fels in der Brandung zu bleiben. Nichts verunsichert die jungen Erwachsenen mehr als die Ängste und Befürchtungen der Bezugspersonen, wenn sie sie offen und vor allem beständig zeigen. Das heißt nicht, dass sie ihre Bedenken nicht äußern dürfen – hier kommt es vor allem auf das Vermitteln des Gefühls an, den jungen Menschen mit FASD mit seinen Plänen ernst zu nehmen und ggf. das „Für und Wider" oder alternative Möglichkeiten gemeinsam zu erörtern. Bezugspersonen müssen lernen auszuhalten, dass ihre Wertvorstellungen nicht automatisch übernommen werden, und sollten sich nicht entmutigen lassen. Manchmal sollten sie auch einfach dulden und hinnehmen. Die Einflussnahme kann zukünftig begrenzt sein.

Vor allem anderen muss Vertrauen die Grundlage der Beziehung sein! Vertrauen ist wichtiger als Sauberkeit, gesunde Ernährung etc. Nur auf dieser Basis können die Bezugspersonen die Beziehung langfristig aufrechterhalten und erreichen, dass die jungen Erwachsenen zu ihnen kommen, wenn sie an ihre Grenzen stoßen oder sich in einer Notsituation befinden. Wenn es den Bezugspersonen gelingt, diese gute Basis über Jahre relativ stabil zu halten, wird sie das Vertrauensverhältnis auch in Krisensituationen tragen.

Eine immer wiederkehrende Ermutigung und Lob sowie die gemeinsame Erarbeitung kleiner Ziele können starke Eckpfeiler einer Begleitung im Alltag sein. Wenn es den Bezugspersonen auch gelingen sollte, gelegentliche Erschütterungen zu verbergen, so ist es doch wichtig, über eigene Gefühle und Empfindungen mit dem Betroffenen zu sprechen. Menschen mit FASD sind aufgrund ihrer kognitiven Einschränkungen kaum in der Lage, Mimik, Gestik oder auch unterschwellige Kritik zu erkennen, und verstehen oft nicht, warum ihre Bezugspersonen gerade „sauer“ sind. Aufgrund von Wahrnehmungsproblemen fällt es ihnen oft schwer, dem Gesprächsverlauf zu folgen sowie adäquat zu antworten bzw. zu handeln. Sie vermitteln den Eindruck, als hätten sie alles verstanden – können aber meist nicht erfassen, was von ihnen erwartet wird. Man sollte sich deshalb auch durch gezieltes Nachfragen versichern, dass die Botschaft richtig verstanden wurde. Hilfreich ist deshalb auch eine Art „Kommunikationstraining“, um z. B. in der Arbeitswelt, aber auch im sozialen Umfeld besser zurechtzukommen.

!

Menschen mit FASD brauchen auf ihre Ressourcen individuell zugeschnittene Wege – fernab vom Schubladendenken. Nicht jeder von FASD Betroffene muss aufgrund seiner Diagnose automatisch unter Betreuung gestellt werden – und die Diagnose „FASD“ bedeutet auch nicht generell, nur in einer Werkstatt für Behinderte zu arbeiten oder nicht für sich sorgen zu können. Auch bei Menschen mit FASD gibt es Entwicklungsfortschritte, sodass sie mit entsprechend individuell angepasster Unterstützung durchaus ihren Alltag meistern.

In manchen Fällen können sich jedoch die Beeinträchtigungen so gravierend auswirken, dass die Unterstützung und Begleitung des Erwachsenen mit FASD erschwert oder gänzlich unmöglich wird. Auch beeinträchtigten Menschen müssen in diesen Situationen Grenzen aufgezeigt werden. Eine Hilfe durch enge Bezugspersonen kann nicht bis zu deren eigener Selbstaufgabe gehen. Manchmal bedeutet Ferne wieder mehr Nähe – auch wenn es dauern kann.

„Je weniger Anerkennung jemand erfährt, desto weniger kann er geben.“
(Jakob Augstein, DER SPIEGEL 32/15)

Trotz allem ist hier auch die gesamte Gesellschaft gefordert, Menschen mit FASD ein würdiges Dasein zu ermöglichen.

Hilfen für Menschen mit FASD

Hilfen im Alltag

Handreichung für Notfälle

Viele Bezugspersonen sorgen sich, dass eine akute und unvorhergesehene Situation (Unfall, Krankheit, Tod) eintreten könnte und sie plötzlich nicht mehr verfügbar sind. Empfehlenswert ist daher für solche Notsituationen eine Art „Handreichung" für den FASD-Betroffenen, die individuell mit ihm besprochen und den persönlichen Gegebenheiten entsprechend ausgestaltet werden sollte.

Die Handreichung sollte folgende Fragen beantworten:

- Wen kann/soll die Person mit FASD in einer Notsituation ansprechen? (Name, Adresse, Telefonnummer von Verwandten, einer befreundeten Person, ggf. vom Hausarzt, einer Person im Sozialamt, Rathaus o. ä.) Wichtig ist, dass der Betroffene die zu informierende Person persönlich kennt, Vertrauen hat, ggf. den Weg zu ihr kennt!
- Wo liegen wichtige Unterlagen (z. B. Versicherungsunterlagen)?
- Um was muss die Person mit FASD sich jetzt kümmern (z. B. das Haustier versorgen)?
- Das Geld ist alle – mit wem kann die Person mit FASD darüber sprechen?
- Wie kann die Person mit FASD sich an wichtige Termine erinnern? Termine sollten im Vorfeld immer wieder besprochen und in Papierform an einem bestimmten Ort verwahrt werden. Auf die Benutzung von diversen Erinnerungsfunktionen, wie z. B. die Erinnerungsfunktion im Handy, sollte der Betroffene vorbereitet sein. Auch können andere Personen, die ihn an Termine erinnern sollen, darauf vorbereitet werden.

Eigener Haushalt

Für Menschen mit FASD, die im eigenen Haushalt leben, ist die Alltagsbewältigung oft mit diversen Schwierigkeiten verbunden. Besonders eine strukturierte Hausarbeit kann Probleme bereiten.

Hier ist es hilfreich, einen gemeinsamen Wochenplan mit einem entsprechenden Tagesrhythmus – welche Aufgabe an welchem Tag erledigt werden sollte – aufzustellen. Ein sogenannter „Aufräumplan" für jeden einzelnen Raum kann die Tätigkeiten enthalten, die individuell erforderlich sind. Um Überforderungssituationen zu vermeiden, kann man auch auf einzelne Karteikarten jeweils nur eine Aufgabe als Teilschritt aufschreiben. Eine Spalte zum Abhaken nach der Erledigung der Aufgabe sollte nicht fehlen.

Auch Erwachsene mit FASD brauchen immer wieder Lob und Ermutigung. Verzweiflung der Bezugsperson oder Vorwürfe wirken eher kontraproduktiv und es besteht die Gefahr, dass die Betroffenen sich weiteren Hilfsangeboten verschließen. Die Bezugspersonen können Menschen mit FASD nicht ihre eigenen Vorstellungen von Ordnung und Sauberkeit überstülpen (z. B. ohne gemeinsame Absprache renovieren, neue Möbel oder Gegenstände anschaffen), sondern sollten die aus ihrer Sicht bestehenden Unzulänglichkeiten eher akzeptieren.

Rechtliche Betreuung

Zum 01.01.2023 trat das reformierte Betreuungsgesetz in Kraft, welches sich stärker als bisher am Wunsch und Willen der betreuten Person orientiert und diesen Aspekt primär in den Vordergrund stellt. Selbstbestimmung versus Unselbstständigkeit ist ein ethisches Dilemma, das besonders bei Menschen mit FASD deutlich wird.
Auch wenn Menschen mit FASD über eine durchschnittliche Intelligenz verfügen, einen Schul- und Berufsabschluss erreicht haben, ist in manchen Fällen zu ihrem eigenen Schutz eine gesetzliche Betreuung notwendig. Die Einschränkungen der Exekutivfunktionen und die damit verbundenen Auswirkungen auf die Alltagskompetenz führen häufig dazu, dass die Betroffenen trotz ihrer vorhandenen intellektuellen Fähigkeiten die Folgen ihres Handelns nicht einschätzen und sich selbst schaden können.
Das gesetzliche Sorgerecht der Eltern oder eine angeordnete Vormundschaft endet grundsätzlich mit Vollendung des 18. Lebensjahres.
Um einen nahtlosen Übergang zu gewährleisten, ist es ratsam, die Betreuung schon ca. ein halbes Jahr vor dem 18. Geburtstag beim zuständigen Familiengericht anzuregen. Bei jungen Volljährigen mit FASD ist in den meisten Fällen davon auszugehen, dass zunächst eine Betreuung sinnvoll ist.

§

§ 1814 Abs. 5 BGB:
Ein Betreuer kann auch für einen Minderjährigen, der das 17. Lebensjahr vollendet hat, bestellt werden, wenn anzunehmen ist, dass die Bestellung eines Betreuers bei Eintritt der Volljährigkeit erforderlich sein wird. Die Bestellung des Betreuers wird erst mit dem Eintritt der Volljährigkeit wirksam.

Die gerichtliche Bestellung eines Betreuers bedeutet immer einen immensen Eingriff in das Grundrecht auf Selbstbestimmung und ist an den engen Rahmen des Erforderlichkeitsgrundsatzes gebunden. Ein Betreuer wird vom zuständigen Amtsgericht nur bestellt, wenn der Betroffene aufgrund seiner psychischen Erkrankung oder körperlichen, geistigen bzw. seelischen Behinderung seine Angelegenheiten ganz oder teilweise nicht selbst regeln kann.

Auch wenn ein Betroffener unter Betreuung gestellt wird, bleibt er weiterhin geschäftsfähig und kann eigenverantwortlich handeln. Eine Geschäftsfähigkeit ist dann nicht gegeben, wenn der zu Betreuende die Bedeutung einer rechtsverbindlichen Erklärung (z. B. einen Vertrag) tatsächlich und rechtlich nicht erfassen kann. Die Betreuung kann die verschiedensten Bereiche des täglichen Lebens umfassen. Ein Betreuer wird allerdings nur für die Aufgabenbereiche bestellt, in denen eine Betreuung auch tatsächlich erforderlich ist, z. B. für die Gesundheitssorge, Vermögensangelegenheiten, Aufenthaltsbestimmung, Wohnungsangelegenheiten, Geltendmachung von Ansprüchen auf Sozialleistungen, Organisation ambulanter Hilfen, Entscheidung über Telekommunikation und elektronische Kommunikation, Entgegennahme und Öffnen der Post, Rechts-, Antrags- und Behördenangelegenheiten usw.

Eine Betreuung kann formlos, z. B. von den Sorgeberechtigten, Angehörigen, Pflegeeltern oder von einer Behörde, einem Anwalt usw. angeregt werden. Die Einleitung eines Betreuungsverfahrens erfolgt auch auf Antrag des Volljährigen mit FASD. Es ist sinnvoll, bereits vorhandene Arztberichte, Gutachten usw. bei der Anregung mit einzureichen. Zur Prüfung der Erforderlichkeit einer Betreuung beauftragt das Gericht zunächst die Betreuungsbehörde, ggf. wird ein Sachverständigengutachten in Auftrag gegeben. Örtlich zuständig ist das Amtsgericht, in dem der zu Betreuende seinen gewöhnlichen Aufenthalt bzw. dauerhaften Wohnsitz hat.

Sobald dem zuständigen Amtsgericht ein Antrag auf Anregung einer Betreuung vorliegt, wird ein Verfahren von Amts wegen eingeleitet. In diesem Verfahren muss der zuständige Richter den Betroffenen persönlich anhören. Dies erfolgt in den meisten Fällen in seinem sozialen Umfeld. Bei der Anhörung darf keine dritte Person anwesend sein, wenn der Betroffene dies nicht möchte. Es ist daher zu empfehlen, diesen Ablauf vorher mit dem zu Betreuenden zu besprechen. Meist sind die (jungen) Menschen mit FASD froh darüber, wenn sie von einer vertrauten Person in der Anhörung begleitet werden.
Es hat sich oft als sinnvoll erwiesen, wenn die bisherigen Bezugspersonen zunächst die Betreuung übernehmen. Sie wissen um die besonderen Bedürfnisse ihres Kindes/Schützlings und verfügen in der Regel über fundiertes Wissen zum Thema FASD. Nur wenige

Berufsbetreuer haben sich bisher mit dieser Materie befasst. Trotzdem kann es sinnvoll sein, einen Teil der Betreuung (z. B. die Vermögenssorge) an einen Ergänzungsbetreuer abzugeben, um die Eltern-Kind-Beziehung nicht unnötig zu belasten. Hierzu muss nicht zwingend ein Berufsbetreuer bestellt werden, dem Gericht können auch Freunde, Bekannte oder Verwandte vorgeschlagen werden, die zumindest über Basiswissen zum Thema FASD verfügen. Dabei gilt es zu beachten, dass eine Person, die keine familiäre oder persönliche Bindung zu dem Volljährigen mit FASD hat, gem. § 1816 Abs. 4 nur dann zum Betreuer bestellt werden soll, wenn sie mit einem anerkannten Betreuungsverein oder mit der zuständigen Behörde eine Vereinbarung über eine Begleitung und Unterstützung geschlossen hat (§ 15 Abs. 1, S. 1 Nr. 4 oder § 5 Abs. 2 S. 3 Betreuungsorganisationsgesetz).

Gegen den freien Willen des Betroffenen darf keine Betreuung angeordnet werden. Das Gericht muss deshalb mittels eines Sachverständigengutachtens prüfen, ob der zu Betreuende zu einer freien Willensbildung in der Lage ist, das heißt, ob eine Einsichtsfähigkeit gegeben ist und ob er nach dieser Einsicht entsprechend handeln kann.
(Näheres siehe unter: Institut für Betreuungsrecht – Kester-Haeusler-Forschungsinstitut, www.betreuungsrecht.de)

Voraussetzung für eine gelingende Betreuung ist die Akzeptanz durch den Betreuten. Der zu Betreuende kann dem Gericht selbst eine Person vorschlagen, die seine Betreuung übernehmen soll. Ein naher Verwandter kann z. B. nur dann übergangen werden, wenn Gründe der Ungeeignetheit dagegen sprechen.
Die Bestellung eines anderen Betreuers gegen den Willen des zu Betreuenden ist nur bei dessen fehlender Einsichtsfähigkeit und ausschließlich über ein entsprechendes Gutachten möglich.

Dennoch benötigt nicht grundsätzlich jeder Mensch mit FASD einen gerichtlich bestellten Betreuer. Erteilt der Mensch mit FASD einer anderen Person eine umfassende Vollmacht, eine sogenannte Generalvollmacht, ist diese Person zur Stellvertretung in fast allen rechtlichen Angelegenheiten vor Behörden, Institutionen und auch vor Privatpersonen ermächtigt. Dies setzt ein enges Vertrauensverhältnis zwischen Vollmachtgeber und Vollmachtnehmer voraus. Eine weitere Voraussetzung ist die volle Geschäftsfähigkeit des Vollmachtgebers zum Zeitpunkt der Erteilung. Eine notariell beglaubigte Vollmacht erzeugt unter Umständen mehr Autorität gegenüber Behörden, Institutionen etc., ist aber nicht zwingend zur Anerkennung notwendig. Manche Banken haben eigene Vollmachtformulare entwickelt, die separat vom Vollmachtgeber unterschrieben werden müssen.

Eine Generalvollmacht gilt jedoch nicht automatisch für alle Bereiche, so muss z. B. die Einwilligung zu freiheitsentziehenden oder lebensrettenden Maßnahmen im medizinischen Bereich gesondert hinzugefügt und im konkreten Fall vom Betreuungsgericht genehmigt werden.

In Geldangelegenheiten sind viele Menschen mit FASD erfahrungsgemäß auf Hilfe angewiesen. Um den Betreuten vor unsinnigen Rechtsgeschäften zu schützen, kann zusätzlich ein Einwilligungsvorbehalt für den Aufgabenkreis Vermögenssorge angeordnet werden. Das ist insbesondere dann sinnvoll, wenn der Betreute leicht beeinflussbar ist und sich zu Dingen überreden lässt, deren Tragweite er nicht einschätzen kann (Handyverträge, Abonnements, Bestellungen, ...). Mit dem Einwilligungsvorbehalt wird die Geschäftsfähigkeit des Betreuten eingeschränkt. Es ist dem Betreuer dann z. B. möglich, Verträge auch nach Ablauf der Widerrufsfrist zu lösen. Alle vom Betreuten getätigten Rechtsgeschäfte sind „schwebend unwirksam", bis der Betreuer aktiv oder passiv zustimmt. Das ist vielen Vertragspartnern nicht bekannt und führt nicht selten auch zu heftigen Reaktionen auf der Gegenseite. Der Widerspruch muss jedoch bei einem Einwilligungsvorbehalt akzeptiert werden. Notfalls kann er gerichtlich durchgesetzt werden.
Für andere Bereiche der Betreuung wird nur in äußerst seltenen Fällen ein Einwilligungsvorbehalt angeordnet.

Grenzen der Betreuung

Wenn das Vertrauensverhältnis zwischen Betreuer und Betreutem nachhaltig gestört ist, kann ein Betreuerwechsel bei Gericht beantragt werden. Nur wenn die Betroffenen die Betreuung akzeptieren und als hilfreich empfinden, können die Betreuer im Sinne der betreuten Menschen handeln.
Die Grenzen der Betreuung werden oft dann spürbar, wenn die Erwachsenen mit FASD in engeren Kontakt mit Menschen kommen, die zum einen nicht erkennen, dass Defizite vorhanden sind, und zum anderen über keinerlei Wissen zum Thema FASD verfügen. Den Betroffenen wird dann oft eingeredet, dass sie doch gar nicht behindert seien und es keinen Grund gäbe, dass sie sich irgendwelche „Vorschriften" machen lassen müssten. Sie seien schließlich erwachsen und könnten in allen Bereichen selbst bestimmen. Das führt dann unter Umständen dazu, dass sie aus den bestehenden Strukturen (Werkstatt, stationäre Unterbringung, ambulante Betreuung) ausbrechen und letztendlich ohne Sicherheiten dastehen.
Wenn diese Strukturen nicht mehr vorhanden sind, fallen die Menschen oft durch alle Raster und landen nicht selten in der Abhängigkeit von „zwielichtigen Kreisen" oder in der Obdachlosigkeit. Für Bezugspersonen ist das oft kaum auszuhalten, aber trotz bestehender Betreuung in vielen Fällen nicht zu verhindern.

Fallbeispiel

Die oben beschriebene Situation wurde uns als Betreuer und „ehemalige Pflegeeltern“ schmerzhaft bewusst, als unser Pflegesohn nach fast fünf Jahren stationärer Unterbringung und neun Jahren Arbeit in einer WfbM mithilfe seiner „neuen Familie“ (der Familie seiner Freundin) aus allem ausbrach. Er zog aus der Wohngruppe aus und erschien einfach nicht mehr zur Arbeit in der WfbM. Er unterschrieb einen Arbeitsvertrag in einer Metallbaufirma. Mithilfe der „neuen Familie“ und falscher Angaben beantragte er ALG II.

Dieses wurde auch bewilligt, denn auch den Mitarbeitern beim Jobcenter waren seine Defizite nicht aufgefallen. Nachdem wir von der Bewilligung auf Umwegen erfahren hatten, konnten wir nur noch Schadensbegrenzung betreiben. Es gelang uns aufgrund der Betreuung, ein Verfahren wegen Sozialbetrugs abzuwenden. Das schon fälschlicherweise ausgezahlte Geld musste natürlich zurückgezahlt werden, war aber nicht mehr vorhanden.

Unser Pflegesohn weigerte sich weiterhin, uns als Betreuer zu akzeptieren, wir bekamen keinerlei Informationen mehr. Nach drei Monaten legten wir die Betreuung nieder und baten das Gericht, einen Berufsbetreuer einzusetzen. Das geschah auch so. Dieser Betreuer legte aber auch nach wenigen Wochen die Betreuung nieder, da unser Sohn auch da jegliche Zusammenarbeit verweigerte. Er ist jetzt ohne Betreuung und daher der Familie seiner Freundin ausgeliefert. Den Kontakt zu uns hat er abgebrochen.

Obwohl Berufsbetreuer nicht verpflichtet sind, sich bei der Übernahme einer Betreuung mit den bisherigen ehrenamtlichen Betreuern (oder auch Vormündern, z. B. Pflege- oder Adoptiveltern) abzustimmen, so sollten doch alle Beteiligten, einschließlich des Betreuten, an einem Austausch interessiert sein.

Für ein gelingendes Betreuungsverhältnis ist es unerlässlich, einen guten Kontakt zum Arbeitsplatz, zur Wohngruppe und sonstigen Begleitpersonen unter Beachtung des Datenschutzes zu pflegen.

Großen Wert sollten ehrenamtliche Betreuer auch auf die jährliche Berichterstattung über Entwicklungstendenzen und relevante Ereignisse im abgelaufenen Jahr legen. Diese Berichte sind für die Entscheidung des Richters über die Notwendigkeit einer Verlängerung der Betreuung eine wichtige Hilfe. Das ist nach maximal sieben Jahren erforderlich. Diese Frist kann aber auch individuell kürzer festgelegt werden.

!

Die Grenzen der Betreuung beginnen da,

- wo der Betreute sich nicht mehr betreuen lassen will,
- wo der Einfluss von Menschen ohne Wissen um FASD zu groß wird.

(Näheres siehe unter: Bundesministerium der Justiz, www.bmj.de/betreuungsrecht)

Betreuungsvermeidende Hilfen

Auf der Grundlage des am 01.01.2023 in Kraft getretenen Betreuungsorganisationsgesetzes (BtOG) ist bei der Feststellung eines Betreuungsbedarfs vorrangig zu klären, ob dieser Bedarf nicht auch durch andere Hilfen abgedeckt werden kann.
Zur Vermeidung der Bestellung eines Betreuers ist die Behörde im Rahmen des § 8 BtOG gehalten, ein Beratungs- und Unterstützungsangebot zu unterbreiten.
Darüber hinaus kann in geeigneten Fällen und mit Zustimmung des Betroffenen eine erweiterte Unterstützung organisiert werden mit dem Ziel, Eingriffe in das Selbstbestimmungsrecht auf das Notwendigste zu reduzieren.

Was bedeutet das für Menschen mit FASD?
Erfahrungsgemäß benötigt eine nicht unerhebliche Zahl der Menschen mit FASD aufgrund vorhandener Einschränkungen ihrer Exekutivfunktionen eine rechtliche Vertretung, im Bedarfsfall auch mit dem Zusatz des Einwilligungsvorbehaltes.

Ungeachtet dessen benötigen aber Menschen mit FASD zusätzlich vorgelagerte Hilfs- und Unterstützungsmöglichkeiten im sozialen Bereich, die auch entsprechenden Qualitätsstandards unterliegen sollten. Das vom Gesetzgeber angestrebte Angebot alternativer Hilfen zur Vermeidung einer Betreuerbestellung wird bei vielen Menschen mit FASD nicht ausreichen. Und auch erteilte Vollmachten des Unterstützungsbedürftigen decken nicht bei jedem Menschen mit FASD den individuellen Hilfebedarf. Berücksichtigung finden muss auch unbedingt die Tatsache, dass viele Betroffene mit einer sogenannten „Komm-Struktur“ – bei der die Behörde/Institution grundsätzlich aus eigenem Antrieb aufgesucht werden muss – überfordert sind und notwendige Hilfen dann unter Umständen wegen fehlender Mitwirkung versagt werden.

Grundlage aller Hilfsangebote von Behörden, Ämtern und Institutionen, die Betreuung sowie auch Unterstützungsmöglichkeiten konzipieren bzw. anbieten, muss das Wissen über FASD und die damit verbundenen möglichen Einschränkungen der Alltagskompetenz (unabhängig vom IQ) der Menschen mit FASD sein.

Laut der Studie „Qualität in der rechtlichen Betreuung“ (Matta et al. 2018) verfügen lediglich 65 % der befragten Berufsbetreuer über gute bzw. hohe fachliche Grundkenntnisse zu spezifischen Krankheitsbildern oder körperlichen und psychischen Behinderungsarten.

Auch bei einer nicht unerheblichen Anzahl von Mitarbeiterinnen und Mitarbeitern in Betreuungsbehörden, Sozial- und Integrationsämtern, Jobcentern usw. sind erfahrungs-

gemäß keine ausreichenden Kenntnisse über die weitreichenden Auswirkungen von FASD bei der Alltagsbewältigung Erwachsener vorhanden.
Trotz aller bisherigen Bemühungen und erreichten Ergebnisse in der Öffentlichkeitsarbeit gibt es nach wie vor noch viel zu tun, um nachhaltige und auch für die Menschen mit FASD annehmbare Hilfen im Alltag zu etablieren.

Feststellung einer Schwerbehinderung

Antragstellung

Sobald eine dauerhafte Einschränkung, Schädigung oder auch Behinderung bzw. die Diagnose FASD vorliegt, sollte der Antrag auf Feststellung einer Schwerbehinderung beim für den Wohnort zuständigen Versorgungs- oder Sozialamt gestellt werden.
Es ist wichtig, neben der festgestellten Diagnose auch die Beeinträchtigungen des Betroffenen im Alltag detailliert in der Antragstellung anzugeben sowie vorhandene Gutachten und medizinische Unterlagen beizufügen.
Je nach Schwere der Beeinträchtigungen wird bei einem Grad der Behinderung (GdB) ab 50 eine Schwerbehinderung bescheinigt und ein Schwerbehindertenausweis ausgestellt. Der Grad der Behinderung dient als Maß für die Schwere der körperlichen, geistigen oder seelischen Einschränkungen und deren Auswirkungen in den verschiedenen Bereichen des Lebens. Er besagt nichts über die Leistungsfähigkeit am Arbeitsplatz und ist unabhängig vom ausgeübten oder angestrebten Beruf.
Die Beeinträchtigungen durch Fetale Alkoholspektrumstörungen sind in der Regel so schwerwiegend, dass die Voraussetzungen einer Schwerbehinderung gegeben sind.

Die Merkzeichen

Ob zusätzlich Merkzeichen zuerkannt werden, hängt von spezifischen Voraussetzungen ab. Im Kontext mit der Diagnose „Fetale Alkoholspektrumstörungen“ kommen die Merkzeichen H, G und B in Betracht.

▶ **Merkzeichen H – Hilflosigkeit**

Menschen mit Fetalen Alkoholspektrumstörungen erfüllen häufig die Voraussetzungen für die Zuerkennung des Merkzeichens H, da sie extrem stressanfällig sind und in Alltagssituationen weder Gefahren einschätzen noch ihre Handlungen reflektieren können. Bei der Gestaltung ihrer Alltagsstruktur benötigen sie meist umfangreiche Hilfe und Unterstützung.

▶ **Merkzeichen G – Beeinträchtigung in der Bewegungsfähigkeit**
Menschen mit Fetalen Alkoholspektrumstörungen sind aufgrund ihrer gestörten Impulssteuerung besonders unfallgefährdet, da sie ihr Verhalten nicht an die Erfordernisse des Straßenverkehrs anpassen können. Auch bei erheblichen Beeinträchtigungen der Orientierungsfähigkeit beim Zurücklegen von Wegstrecken im Ortsverkehr, die üblicherweise noch zu Fuß absolviert werden, kann das Merkzeichen G zuerkannt werden.

▶ **Merkzeichen B – Berechtigung zur Mitnahme einer Begleitperson**
Voraussetzung für die Zuerkennung des Merkzeichens B ist, dass der Betroffene ohne Begleitperson nicht in der Lage ist, öffentliche Verkehrsmittel zu nutzen. Die Begleitperson fordert z. B. zum Um- und Aussteigen auf, unterstützt bei fehlender Orientierung und bietet zur Vermeidung von Stress- und Paniksituationen Hilfe bei Abweichungen von Alltagsroutinen.
Wird die Berechtigung einer ständigen Begleitung zuerkannt, kann die Begleitperson dabei die öffentlichen Verkehrsmittel unentgeltlich nutzen.

Menschen mit FASD können aufgrund ihrer Verhaltensauffälligkeiten potenzielle Opfer für Übergriffe und Manipulationen Dritter sein. Bei der Prüfung, ob die Voraussetzungen für die Merkzeichen G und B vorliegen, sollte eine spezifische Gefährdungseinschätzung vorgenommen werden. (Näheres siehe unter: www.drogenbeauftragte.de → Studien und Publikationen → Publikationen der Drogenbeauftragten → Die Fetale Alkoholspektrumstörung – Die wichtigsten Fragen der sozialrechtlichen Praxis)

Vorteile des Schwerbehindertenausweises

Besonders junge Menschen mit FASD scheuen sich manchmal, einen Schwerbehindertenausweis zu beantragen, weil sie Stigmatisierungen befürchten.
Grundsätzlich liegt es im Ermessen des Inhabers eines Schwerbehindertenausweises, ob und wann er diesen vorzeigt und entsprechende Vergünstigungen geltend macht.

Zum Ausgleich behinderungsbedingter Nachteile können schwerbehinderte Menschen in einigen Bereichen einen sogenannten Nachteilsausgleich erhalten, zum Beispiel für Fahrten im öffentlichen Nahverkehr, als steuerliche Erleichterungen oder als ermäßigten Eintritt zu Veranstaltungen. Schwerbehinderte im Arbeitsleben haben unter anderem Anspruch auf Zusatzurlaub und einen erhöhten Kündigungsschutz. Beträgt der festgestellte Grad der Behinderung weniger als 50, aber mindestens 30, kann ein Antrag auf Gleichstellung bei der Bundesagentur für Arbeit gestellt werden. Damit erlangt der behinderte Mensch im arbeitsrechtlichen Bereich den gleichen Status wie bei einer

Schwerbehinderung (GdB 50). Die Gewährung des Nachteilsausgleiches für behinderte Menschen ist im Sozialgesetzbuch (SGB) IX, aber auch z. B. im Steuerrecht geregelt. Der Ausgleich hängt vom Grad der Behinderung sowie den eingetragenen Merkzeichen im Schwerbehindertenausweis ab.

Zusätzlich gewähren viele Branchen einen „Behindertenrabatt" oder bestimmte Vergünstigungen, was allerdings in der Hand der Unternehmen liegt. Rabatte werden z. B. beim Autokauf, für das Telefonieren oder auch bei Eintrittskarten für Museen, Ausstellungen usw. gewährt.
(Quelle und weitere Informationen: www.einfach-teilhaben.de)

Leistungen der Kranken- und Pflegeversicherung

Menschen mit FASD haben wie alle Versicherten im Rahmen ihrer Krankenversicherung generell einen Anspruch auf eine Krankenbehandlung der auftretenden Symptome – d. h., auf alle Maßnahmen, eine Krankheit zu erkennen, eine Verschlimmerung zu verhindern bzw. Krankheitsbeschwerden zu lindern.

„Fetale Alkoholspektrumstörungen" ist keine eigenständige Diagnose nach der ICD 10[1], sondern fasst die vielfältigen gesundheitlichen Beeinträchtigungen zusammen. Es gibt bisher auch keine spezielle FASD-Therapie, vielmehr müssen die entsprechenden Behandlungsmöglichkeiten den individuellen Beeinträchtigungen angepasst werden. Dabei sollte immer im Einzelfall hinterfragt werden, ob das Therapieangebot vom Hilfesuchenden als hilfreich und entlastend empfunden wird. Weniger ist oft mehr und nur der Betroffene selbst sollte entscheiden, welches Angebot er zu welchem Zeitpunkt für sich annehmen kann.

Je nach Schweregrad der Beeinträchtigung können Menschen mit FASD Leistungen der Pflegeversicherung in Anspruch nehmen.
Das neue Pflegestärkungsgesetz und die in diesem Zusammenhang erfolgte Reformierung der Pflegeversicherung versprechen auch für Menschen mit FASD und ihre nahen Bezugspersonen deutlich bessere Leistungen bei Vorliegen von eingeschränkten kognitiven Fähigkeiten bzw. psychischen Beeinträchtigungen. Zur Einschätzung der Pflegebedürf-

1 Internationale statistische Klassifikation der Krankheiten und verwandter Gesundheitsprobleme, aktuell gültige Ausgabe 11

tigkeit steht nunmehr der Grad der Selbstständigkeit im Vordergrund, das heißt, wie gut jemand seinen Alltag allein bewältigen kann und wobei er Unterstützung benötigt. Neben den körperlichen finden nun auch kognitive, psychische und soziale Problemfelder stärker Berücksichtigung. Der zeitliche Aufwand bei der Hilfe zur Pflege, der bisher für die Beurteilung der Pflegebedürftigkeit wichtig war, rückt in den Hintergrund.
Wie hoch der jeweilige Pflegebedarf ist, wird in fünf Pflegegrade eingeteilt: Je höher der Pflegebedarf, desto mehr ist der Mensch in seiner Selbstständigkeit eingeschränkt und auf Unterstützung angewiesen.
Der Antrag auf Leistungen aus der Pflegeversicherung wird bei der zuständigen Kranken- bzw. Pflegekasse gestellt. Das kann auch formlos erfolgen. Danach wird ein Gutachter des Medizinischen Dienstes der Krankenkassen sich zu einem Begutachtungstermin anmelden. Hier ist es auf jeden Fall zu empfehlen, dass eine Person des Vertrauens oder eine enge Bezugsperson anwesend ist, um als „Übersetzer“ zu fungieren.

Unterstützung in Form von Beratung und näheren Informationen erhält man auch in einem sogenannten Pflegestützpunkt. Das ist eine neutrale und kostenlose Beratungsstelle für Pflegebedürftige, von Pflegebedürftigkeit Bedrohte und auch für Bezugspersonen, die wohnortnah zu allen Fragen rund um das Thema Pflegebedürftigkeit aufgesucht werden kann.
Weitere Informationen finden Sie auf der Website des Bundesministeriums für Gesundheit (BMG) – Stichwort Pflege.

Teilhabeleistungen für Menschen mit FASD

Das Recht der Eingliederungshilfe zur gleichberechtigten Teilhabe behinderter und von Behinderung bedrohter Menschen am Leben in der Gemeinschaft wurde durch das Bundesteilhabegesetz in weiten Teilen zum 01.01.2020 neu geregelt.
Diese Teilhabeleistungen (Sozialgesetzbuch IX – SGB X) sind in unterschiedlichen Bereichen möglich:

- Leistungen zur sozialen Teilhabe (z. B. Unterstützung beim Wohnen und in der Freizeit, Leistungen zur Mobilität, Assistenzleistungen zur selbstbestimmten und eigenständigen Bewältigung des Alltags)
- Leistungen zur Teilhabe an Bildung (z. B. für junge Erwachsene in Ausbildung und Studium)
- Leistungen zur Teilhabe am Arbeitsleben (z. B. Leistungen im Arbeitsbereich einer Werkstatt für behinderte Menschen, Budget für Arbeit, Budget für Ausbildung)

- Leistungen zur medizinischen Rehabilitation (z. B. Gewährung von Heil- und Hilfsmitteln)
- Unterhaltssichernde und andere ergänzende Leistungen

Das bereits im Dezember 2016 vom Bundestag verabschiedete neue Bundesteilhabegesetz (BTHG) trat in vier Stufen bis 01. Januar 2023 in Kraft und enthält eine Reihe Veränderungen der bisherigen Regelungen.
Eine Neuregelung des BTHG ist z. B. die Schaffung einer „Ergänzenden unabhängigen Teilhabeberatung (EUTB)“. Ziel ist es, bundesweit ein flächendeckendes, niedrigschwelliges und unentgeltliches Beratungsnetz zu den entsprechenden Leistungsansprüchen anzubieten. Hier werden behinderte bzw. von einer Behinderung bedrohte Menschen unabhängig vom Wohnort oder der Art der Teilhabebeeinträchtigung barrierefrei beraten. Die Beratung erfolgt auf der Grundlage der individuellen Bedürfnisse und Ressourcen der Hilfe suchenden Person. Das Angebot besteht ergänzend zum gesetzlichen Beratungsanspruch der einzelnen Leistungsträger.
Über die Website der Fachstelle „Unabhängige Teilhabeberatung“ (www.teilhabeberatung.de) kann man eine entsprechende EUTB-Stelle in Wohnortnähe finden.

Das Persönliche Budget

Erfüllt ein behinderter oder von einer Behinderung bedrohter Mensch die Anspruchsvoraussetzungen auf Teilhabeleistungen, so kann er diese auch in Form des Persönlichen Budgets beantragen.
Beim Persönlichen Budget (PB) handelt es sich um eine Geldleistung als Alternative zur Erbringung von Sachleistungen durch einen sogenannten Leistungserbringer. Der Hilfesuchende kann frei entscheiden, ob er die benötigte Hilfe als Sachleistung oder als Geldleistung in Form eines PBs in Anspruch nimmt und selbst verwaltet. Mit dem PB zur Deckung von Aufwendungen des persönlichen Hilfebedarfs sind inhaltlich passgenauere und zeitlich flexiblere Hilfen möglich. Mit der Inanspruchnahme eines PBs kann der Hilfesuchende somit selbst entscheiden, wann, wo, wie und von wem er die benötigte Leistung erhält. Er wird zum Kunden, Einkäufer und manchmal auch zum Arbeitgeber.

Grundsätzlich kann das PB für alle Leistungen zur Teilhabe, d. h. zur medizinischen Rehabilitation, zur sozialen Teilhabe (z. B. Freizeit, Wohnen) sowie zur Teilhabe am Arbeitsleben beantragt werden.
Bei einem Anspruch auf mehrere budgetfähige Leistungen mit unterschiedlich zuständigen Leistungsträgern spricht man von einem „Trägerübergreifenden Budget“.

Zur Antragstellung ist es empfehlenswert, eine entsprechende Beratung in Anspruch zu nehmen, z. B. über https://www.einfach-teilhaben.de/DE/AS/Ratgeber/Persoenliches_Budget/Persoenliches_Budget.html oder https://www.rehadat-adressen.de/adressen/hilfs-und-serviceangebote/persoenliches-budget/
Auch alle Leistungsträger sind gesetzlich verpflichtet, zum PB zu beraten.

Leistungsträger sind u. a.
- die gesetzlichen Kranken- und Pflegekassen,
- die gesetzliche Rentenversicherung,
- der Sozialhilfeträger,
- das Integrationsamt,
- die Bundesagentur für Arbeit.

Nach der Beratung und der Ermittlung des individuellen Hilfebedarfs wird der gemeinsam ausgefüllte Antrag auf das PB dem entsprechenden Kostenträger mit den erforderlichen Unterlagen und Nachweisen zugeleitet.
(Weitere Informationen zum Verfahrensablauf siehe unter www.einfach-teilhaben.de oder www.bmas.de → Themen → Teilhabe von Menschen mit Beeinträchtigungen → Teilhabe und Inklusion → Persönliches Budget)

Die Verwaltung und Abrechnung des PBs gegenüber dem Leistungsträger erfolgt durch den Budgetnehmer selbst oder durch die Inanspruchnahme eines entsprechenden Dienstleisters. Hierfür anfallende Kosten können als Teil des PBs beantragt werden.

Bei einigen Teilhabeleistungen der Eingliederungshilfe muss ab einem bestimmten Einkommen ein finanzieller Beitrag geleistet werden, jedoch sind die zu berücksichtigenden Freibeträge beim Einkommen und Vermögen nun deutlich höher als früher. In den wenigsten Fällen werden Angehörige für die Kosten herangezogen.

Informationen zu Einkommens- und Vermögensfreigrenzen in der Eingliederungshilfe finden Sie unter www.betanet.de.

| Freizeitgestaltung

Auch Menschen mit FASD möchten ihre freie Zeit gern nach ihren eigenen Wünschen gestalten. Nicht wenige fühlen sich oft einsam und benötigen eine sinnvolle Freizeitgestaltung. Diese dient einerseits der Persönlichkeitsentfaltung und Kontaktpflege, andererseits auch der selbstbestimmten und gleichberechtigten Teilhabe am Leben in der Gesellschaft. Inzwischen gibt es eine große Auswahl an Angeboten, die nachfolgend im Einzelnen erläutert werden. Nicht jedes Angebot ist für jeden Menschen mit Einschränkungen passend, sondern abhängig von Pflegegrad, Wohnform etc.

Familienunterstützender Dienst (FuD)

Der Familienunterstützende Dienst (FuD), auch bekannt als Familienentlastender Dienst (FeD), stellt spezielle ambulante und wohnortnahe Unterstützungen für Menschen mit Behinderung und deren Familien bereit. Hierbei kann es sich um Gruppenangebote (Konzert-, Kino-, Museumsbesuche usw.) oder um zielorientierte Einzelbetreuungen handeln:

- Angebote zur Freizeitgestaltung für Menschen mit geistiger Behinderung aller Altersstufen (Einzelbetreuung)
- Durchführung von Urlaubsmaßnahmen für Jugendliche und Erwachsene mit geistiger Behinderung
- Förderung der Selbstständigkeit und Integration in die Gesellschaft
- Individuelle Freizeitgestaltung, Begleitung und Unterstützung
- Sozialpädagogische Hilfen zur Bewältigung des Lebensalltages
- Hilfe bei der Pflege und der Versorgung im Rahmen der Freizeitgestaltung (Näheres siehe unter: de.wikipedia.org → Familienunterstützender Dienst)

Freizeitassistenz

Eine Freizeitassistenz wird von verschiedenen Trägern angeboten und begleitet erwachsene Menschen mit Behinderungen bei ihren Hobbys, zu Kulturveranstaltungen, in die Diskothek, zum Sport, zu integrativen Ferien- und Freizeitangeboten u. v. m. Hier entscheidet der Kunde selbst, was er gern in seiner Freizeit mit seinem Assistenten unternehmen möchte. Eine Möglichkeit der Finanzierung ist das Persönliche Budget.

Reisen für Menschen mit Behinderung

Es gibt eine Reihe von Reiseveranstaltern, die sich auf Reisen für Menschen mit Behinderung spezialisiert haben. Siehe auch www.vdk-reisen.de

Betreutes Reisen

Reisen und Urlaubsangebote sind wichtige Bestandteile zur Teilhabe am gesellschaftlichen Leben. Für Menschen mit Behinderungen ist es häufig schwierig, ihre individuellen Reisewünsche umzusetzen. Sie treffen auf vielfältige Hindernisse, die ihnen den Zugang zu selbst gewählten Urlaubszielen und -abläufen verwehren. Betreute Reisen bieten fachlich qualifizierte Reisebegleitung, ein kompetentes Betreuerteam, eine barrierefreie Unterbringung, ein abwechslungsreiches und maßgeschneidertes Programm mit Tages- und Halbtagesausflügen. Die Freizeitmaßnahmen, durchgeführt z. B. über das Deutsche Rote Kreuz (DRK), bieten Kultur und Spaß. Den Pflegenden wird Entlastung von der Pflege und kurzes Durchatmen ermöglicht.

Gruppen- und Freizeitangebote

Verschiedene Organisationen, wie z. B. das DRK oder die Lebenshilfe, stellen zur Freizeitgestaltung eine Vielzahl an Freizeithäusern und Gruppenräumen zur Verfügung. Ausflüge und die Teilnahme an Veranstaltungen werden organisiert, Menschen unterschiedlicher Altersgruppen mit Behinderungen können sich sportlich, künstlerisch und handwerklich betätigen.
Siehe auch: www.drk.de → Behindertenhilfe → Freizeitangebote für Menschen mit Behinderungen

Sport mit Behinderung

Auf der Seite des Bundesministeriums für Arbeit und Soziales „einfach teilhaben" findet man deutschlandweit Sportangebote für Menschen mit Behinderung, ob Leistungs-, Reha-, Behinderten- oder Breitensport:
www.einfach-teilhaben.de → Mobilität und Freizeit → Sport

Außerdem lohnt es sich immer, auch bei den örtlichen Sportvereinen nachzufragen. Oft ist es kein Problem, dass Menschen mit Behinderung dort mittrainieren. Auch viele Wohnheime unterbreiten Angebote zur Freizeitgestaltung. Manche Heime haben außerdem offene Freizeitangebote, an denen auch Menschen von außerhalb teilnehmen können.

Weitere Informationen

www.lebenshilfe.de → Informieren → Freie Zeit

| Menschen mit FASD und Wohnen

Oft ist die Suche nach einem geeigneten Wohnumfeld schwierig, wenn der Mensch mit FASD nicht mehr zu Hause oder in der Jugendhilfeeinrichtung wohnen will oder kann. Grundsätzlich gibt es mehrere Möglichkeiten:

- Wohnen in einer Einrichtung,
- eine Wohngemeinschaft in einer Einrichtung mit einer individuell angepassten Betreuung,
- ambulant betreutes Wohnen (über einen Träger) mit individuell angepassten Betreuungsstunden,
- private Initiativen, die z. B. über das persönliche Budget finanziert werden,
- Wohnen in einer Gastfamilie,
- eine begleitete Wohngruppe (initiiert z. B. durch Eltern),
- Wohnen in einer Wohngemeinschaft, z. B. mit Menschen mit und ohne Behinderung,
- eigenverantwortliches Wohnen.

Nur wenigen Menschen mit FASD gelingt es, eigenverantwortlich zu leben. Abgesehen von der Sicherung des Lebensunterhaltes spielt die Frage, in welchen Bereichen der Mensch mit FASD sich selbstständig versorgen kann, eine große Rolle. Weiterhin ist ausschlaggebend, inwieweit Unterstützung durch die Familie oder den Freundeskreis geleistet werden kann.

Wohnmöglichkeiten, die auf Menschen mit FASD abgestimmt sind, gibt es bisher nur vereinzelt. Daher kann es sinnvoll sein, mit verschiedenen Anbietern Kontakt aufzunehmen. Manche sind bereit, sich des Themas „FASD“ anzunehmen und in Zusammenarbeit mit den Bezugspersonen ein Konzept zu entwickeln. So kann es gelingen, nach einer gewissen Zeit eine gute Betreuung zu erreichen. Das ist evtl. ein längerer Prozess, der aber durchaus zum Erfolg führen kann.

Bei aller Problematik dürfen wir die Menschen nicht vergessen, die trotz FASD in der Lage sind, mit relativ wenig Unterstützung und/oder mit individuellem Training ein weitgehend selbstständiges Leben zu führen. Es gibt durchaus Beispiele dafür.

Fallbeispiel – Bericht einer Pflegemutter

Nach einer kurzen Phase der von ihm in Kauf genommenen Obdachlosigkeit zog Kevin (25 Jahre) wieder bei uns ein. Jedoch hatten wir inzwischen bemerkt, wie entspannt und gelockert das Familienleben während seiner Abwesenheit war. Daher überlegten wir Eltern, wie Kevin seinen Fähigkeiten entsprechend selbstständig werden könnte. Für ihn bestand eine rechtliche Betreuung für alle Bereiche, da er sehr naiv war. Betreuer waren wir, wollten jedoch aufgrund Kevins Verhalten uns gegenüber auf einen Berufsbetreuer überführen. Dieses erfolgte nach Antrag beim Vormundschaftsgericht problemlos. Es folgte ein Antrag auf ambulant betreutes Wohnen und eine Wohnassistenz. Nach Bewilligung machten wir uns auf die Suche nach einer geeigneten Wohnung, die auch schnell gefunden und bezogen wurde. Kevin machte riesengroße Entwicklungsschritte und war stolz auf seine Wohnung, sein „selbstständiges" Leben. Nach mehreren Jahren der Unterstützung durch seine Wohnassistenz und den rechtlichen Betreuer ist Kevin heute in der Lage, selbstständig und eigenverantwortlich ohne Betreuung und Wohnassistenz zu leben. Er hat sein Leben in seine eigenen Hände genommen, eine weitere Ausbildung gemacht und holt sich nur noch dann Unterstützung, wenn er für sich klar sieht, dass er Hilfe benötigt. Wir sind sehr stolz auf ihn!

Wo immer es sinnvoll erscheint, diese Menschen in eine größtmögliche Eigenständigkeit zu führen, sollten dabei alle Varianten ausgeschöpft werden. Nicht zuletzt können auch Umfeldveränderungen den Alltag erheblich erleichtern.

Niedrigschwellige Wohneinrichtung

Für manche Menschen mit FASD findet sich keine geeignete Wohnmöglichkeit. Sie zeigen zu viele Verhaltensauffälligkeiten, sind nicht gruppenfähig, können aber auch nicht im ambulant betreuten Wohnen leben. Ihre Alltagskompetenzen sind stark eingeschränkt, sie haben einen sehr hohen Betreuungsbedarf. Oft haben sie neben FASD noch andere Diagnosen mit gravierenden Einschränkungen, sodass sie nicht in das gängige Schubladensystem der Hilfen passen. Manchmal haben sie bereits mehrere Einrichtungswechsel oder Obdachlosigkeit hinter sich oder sind von Obdachlosigkeit bedroht.

Kann für solche Menschen vielleicht ein sehr niedrigschwelliges Angebot eine Hilfe sein? Zunächst erscheint dies als ein Widerspruch. Diese Menschen haben einen sehr hohen Betreuungsbedarf, man denkt daher eigentlich eher an Intensivbetreuung. Aber es kann doch funktionieren, wenn man seinen Blickwinkel verändert.
Diese Menschen sind oft in herkömmlichen Einrichtungen der Behindertenhilfe bereits gescheitert. Manchmal wollen sie auch überhaupt nicht in einer Einrichtung wohnen.

Sie überschätzen sich und ihre Fähigkeiten und möchten eigentlich völlig selbstständig leben. Sie lehnen die angebotenen Hilfen ab, obwohl sie oft Hilflosigkeit empfinden. Sie fühlen sich bisher sowohl von Mitbewohnern als auch von überforderten Mitarbeitern abgelehnt. Sie haben Schwierigkeiten, sich in ein oft doch recht starres Regelwerk in den Einrichtungen einzufügen.

Anbieter niedrigschwelliger Angebote haben es sich zur Aufgabe gemacht, eben diesen Grenzgängern, die nicht ins System passen und schwer zu betreuen sind, eine Wohnmöglichkeit zu schaffen. Die erforderlichen Regeln für das Zusammenleben werden auf das wirklich Nötige beschränkt. Die Bewohner sollen erst einmal wieder an einen normalen Tagesablauf herangeführt werden. Überforderung soll vermieden, Tagesstruktur geschaffen werden. Und vor allem: Jedem Menschen, egal mit welchen Beeinträchtigungen, wird Respekt entgegengebracht.
Man kann natürlich nicht erwarten, dass die schwierigen Bewohner nur dadurch nun schon leichter zu führen sind. Sie bleiben, wie sie sind. Aber es wird auch nicht täglich von ihnen erwartet, anders zu sein. Sie bekommen viel Zeit, um sich einzuleben. Ihnen wird bei allen Verrichtungen des Alltags Hilfe zuteil, wenn sie diese benötigen und zulassen. Für jeden Einzelnen wird jederzeit überdacht, ob die angebotene Hilfe so ausreicht oder ob Veränderungen notwendig sind, damit es besser geht und der Bewohner sich wohlfühlt. Ein niedrigschwelliges Angebot kann eine geeignete Wohnmöglichkeit für Menschen mit FASD sein, wenn das Konzept passt. Jedoch sind diese Angebote noch sehr selten verfügbar.

FASD und Obdachlosigkeit

Einschränkungen in der Alltagskompetenz – und dazu zählt unter anderem auch Obdachlosigkeit – kann verschiedene Ursachen haben. Eine davon kann FASD sein. Deutschland verfügt weltweit über eines der besten sozialen Sicherungssysteme, und doch benennt die Bundesarbeitsgemeinschaft Wohnungslosenhilfe e. V. in ihrer Pressemitteilung vom 07.11.2023 eine Zahl von mindestens 607.000 wohnungslosen Menschen in Deutschland, Tendenz weiter steigend.
Dabei ist zwischen Wohnungslosigkeit und Obdachlosigkeit zu unterscheiden: *Wohnungslos* sind Menschen, die über keinen eigenen Wohnraum mehr verfügen und sich in wechselnden Unterkünften (bei Verwandten, Freunden) oder auch in Gemeinschaftsunterkünften bzw. durch die zuständige Kommune zugewiesenen Räumen aufhalten.
Obdachlos sind Menschen, die keinen festen Wohnsitz und keine Unterkunft haben. Dabei wird zwischen „freiwillig obdachlosen“ Menschen (die trotz angebotener Unterbringungsmöglichkeit im Freien leben) und unfreiwillig Obdachlosen, die ihre Bleibe ver-

loren haben und über keine Alternative verfügen, unterschieden. In Deutschland wurden deshalb gesetzliche Grundlagen für ein entsprechendes Hilfesystem geschaffen. Neben dem ordnungsrechtlichen Unterbringungsanspruch des unfreiwillig Obdachlosen wird auch die sozialarbeiterische Unterstützung gesetzlich garantiert, wenn besondere soziale Schwierigkeiten mit besonderen Lebensumständen verknüpft sind und der Betroffene nicht aus eigener Kraft zur Überwindung dieser Schwierigkeiten in der Lage ist (§ 67 ff SGB XII).

Aber warum funktioniert dieses ausgeklügelte Hilfesystem nur begrenzt – und versagt so oft gerade bei Menschen mit eingeschränkter Alltagskompetenz?
Erfahrungsgemäß gelingt der Zugang zu einem hilfebedürftigen Menschen oft nur über eine aufsuchende Hilfe. Dabei bedarf es einer Menge Fingerspitzengefühl und Empathie. Irritierend erscheinen in diesem Zusammenhang folgende Gegenargumente zur aufsuchenden Hilfe (Gerull, 2002):

- „… dass aufsuchende Arbeit für bestimmte Personengruppen die Entwicklung eigener Bewältigungsstrategien erschwert und damit die dauerhafte Wohnungssicherung verhindern kann“
- „… institutionsorientierte Menschen werden durch klassisches fürsorgerisches Handeln in ihrer passiven Haltung noch bestärkt“
- „… dass die Betroffenen außerhalb des Hilfesystems nicht mehr handlungsfähig sind“
- „… dass die Wahrung einer professionellen Distanz erschwert würde, z. B. der Schreibtisch als abgrenzendes Element aufgegeben würde“

Menschen mit FASD und ähnlichen Verhaltensauffälligkeiten sind aufgrund der Einschränkungen ihrer kognitiven Fähigkeiten oft nicht in der Lage, die vom Gesetzgeber erwartete Mitwirkungspflicht bei der Überwindung der besonderen sozialen Schwierigkeiten in ausreichendem Maße zu erfüllen. Hierbei kann es – je nach Verständnis des Helfenden – zu Fehleinschätzungen und damit zur Ablehnung bzw. Einstellung der Unterstützung aufgrund festgestellter fehlender Mitwirkung kommen. Solche fehlinterpretierten Einschränkungen können sein:

Mangelndes Zeitgefühl	→	Schwierigkeiten beim Einhalten von Terminen
Vergesslichkeit	→	Nicht-Erfüllung von Auflagen
Stressanfälligkeit	→	„Ausflippen“ in Überforderungssituationen
Geringe Belastbarkeit	→	Mehrere Anweisungen/Aufgaben können nicht gleichzeitig erfüllt werden
Keine altersentsprechende Reifeentwicklung	→	Folgen des eigenen Verhaltens können nicht eingeschätzt werden

Geringe Frustrationstoleranz	→	Schnelles Aufgeben, Entmutigung
Fehlende Alltagsstruktur	→	Unter Anleitung funktioniert es bestens, allein kommt er/sie nicht zurecht

Auch fehlendes Selbstvertrauen und ein schlechtes Selbstbild können die Annahme der umfangreichen Hilfsangebote zusätzlich erschweren. Meist können die Menschen mit eingeschränkter Alltagskompetenz ihre Situation ganz gut reflektieren und es ist ihnen peinlich, „allein nichts geregelt zu bekommen". Sie resignieren und finden keinen Ausweg, es türmen sich Berge von ungeöffneten Briefen. Bei bereits eingetretener Obdachlosigkeit hat sich die Hoffnungslosigkeit so weit verfestigt, dass es sehr lange dauern kann, bis Vertrauen und Zuversicht aufgebaut werden können.

Manchmal ist auch diese fehlende Motivation für die Helfer zermürbend – aber auch bei der Durchsetzung von Hilfeansprüchen stoßen die Betroffenen mitunter auf zusätzliche Hürden durch andere Sichtweisen, wie z. B. die Unterstellung, dass die Person doch an ihrer Misere selbst schuld sei und sich nur anstrengen müsse, um aus dem Dilemma zu kommen, oder auch fehlende Empathie bzw. geringe Wertschätzung gegenüber dem Hilfesuchenden.

Fazit: Die Auswirkungen von FASD bei Erwachsenen in der Alltagsbewältigung werden in unserem bestehenden Hilfesystem noch nicht ausreichend berücksichtigt. Erschwerend kommt hinzu, dass es höchst unterschiedliche Erscheinungsformen und Ausprägungen gibt – unabhängig vom IQ des Betroffenen.
Menschen mit FASD und ähnlichen Auffälligkeiten benötigen Helfer, die nicht mit Rückzug reagieren, wenn ihre Bemühungen nicht fruchten. Sie brauchen in erster Linie Menschen mit Herz, denen sie vertrauen können. Sie benötigen Helfer mit viel Zeit, Geduld und Beharrlichkeit, um andere Verhaltensmuster zu erlernen und zu verinnerlichen.

„... Ich bin keine Lok, sondern ich bin ein Anhänger, und ich brauche diese Lok, die mich immer ein bisschen weiter schiebt ..."
(M., 56 Jahre, FASD)

Ziel ist nicht, den Menschen mit Einschränkungen in der Alltagskompetenz alles abzunehmen, sondern sie immer wieder zu ermutigen, es selbst zu tun. Dabei ist es wichtig, auch Konsequenzen zu besprechen, denn diese können sie in den meisten Fällen nicht überblicken. Man kann die Menschen mit eingeschränkter Alltagskompetenz nicht vor allem beschützen und retten, aber wir können mit unserer Arbeit bewirken, dass sie einen angemessenen Platz unter uns finden.

Hoffnungsvoll stimmt das in immer mehr Kommunen initiierte Projekt „Housing first" (auf Deutsch: „zuerst eine Wohnung"), alternativ zur herkömmlichen Unterbringung Obdachloser in Notunterkünften. Obdachlose erhalten hierbei zuerst eine Wohnung mit Mietvertrag und dazu ein individuell passendes soziales Betreuungsangebot, welches besonders für Menschen mit FASD eine engmaschige Begleitung ermöglicht.

Geschlossene Unterbringung

Nur in ganz wenigen Ausnahmefällen ist es möglich, dass ein Betreuer seinen Betreuten auch gegen dessen Willen in einer geschlossenen Abteilung eines Krankenhauses oder in einer geschützten Wohneinrichtung unterbringen kann. Dies ist nur zulässig, wenn tatsächlich Gefahr für die Gesundheit oder das Leben des Betroffenen selbst besteht. Die bloße Vermutung einer Gefahr reicht für eine Unterbringung nicht aus. Erforderlich hierfür ist immer eine Genehmigung des Betreuungsgerichts. Eine Unterbringung kommt nur als allerletztes Mittel in Betracht, wenn alle anderen Hilfsmöglichkeiten erfolglos verlaufen sind.
Bei einer ausschließlichen Gefährdung Dritter (Fremdgefährdung) durch den Betreuten ist die Unterbringung nicht Aufgabe des Betreuers, sondern der nach den Unterbringungsgesetzen der einzelnen Bundesländer zuständigen Behörden und Gerichte.
Es ist zu unterscheiden, ob eine kurzfristige Unterbringung zu Behandlungszwecken notwendig ist oder ob eine langfristige Unterbringung angestrebt werden soll.
Die kurzfristige Unterbringung erfolgt im Allgemeinen in der psychiatrischen Abteilung eines Krankenhauses, um akute Gefahr für den Betroffenen abzuwenden oder um eine notwendige Heilbehandlung durchführen zu können, deren Notwendigkeit der Betroffene aufgrund seiner geistigen oder seelischen Erkrankung nicht einsehen kann.
Der Betreuer benötigt zur Vorlage bei Gericht ein ärztliches Attest über die Notwendigkeit der Maßnahme. Oft ist der Betroffene bereits im Krankenhaus, weil er zum Beispiel hilflos aufgefunden wurde. Die Genehmigung durch das Gericht ist in diesen Fällen innerhalb von 24 Stunden einzuholen. Der Richter wird den Betroffenen in der Klinik aufsuchen und anhören. Die Dauer der Unterbringung beträgt hierbei maximal sechs Wochen, kann jedoch im Bedarfsfall verlängert werden. Die Unterbringung ist jederzeit durch den Betreuer aufhebbar und muss definitiv aufgehoben werden, wenn die Voraussetzungen aus ärztlicher Sicht nicht mehr gegeben sind. Das Gericht ist darüber unverzüglich zu informieren.

Wird eine längerfristige Unterbringung zum Schutz des Betroffenen angestrebt, so reicht ein Attest der behandelnden Ärzte nicht aus. In diesem Fall wird der Betreuer beim

Gericht die Genehmigung zur Unterbringung beantragen und die Gründe ausführlich darlegen. Das Gericht lässt von einem unabhängigen Sachverständigen ein Gutachten erstellen. Daraus muss hervorgehen, dass eine Eigengefährdung vorliegt und der Betroffene aufgrund seiner geistigen und/oder seelischen Störung nicht in der Lage ist, diese Gefährdung zu erkennen (fehlende Einsichtsfähigkeit). Dem Betreuten wird zur Wahrung seiner Interessen ein Verfahrenspfleger vom Gericht zur Seite gestellt. Er wird auch persönlich vom Richter angehört. Wird dem Antrag des Betreuers stattgegeben, wird die Genehmigung zur geschlossenen Unterbringung des Betreuten erteilt. Die Höchstdauer für diese Maßnahme beträgt im Allgemeinen ein Jahr. Eine Verlängerung ist möglich, erfordert aber erneut den gleichen Verfahrensablauf.
Wie lange der Betreuer von dieser Genehmigung Gebrauch macht, obliegt seiner Entscheidung. Auch die Auswahl der Einrichtung steht dem Betreuer im Prinzip frei, wobei hier aber oft durch die äußeren Gegebenheiten nicht viele Möglichkeiten bestehen. Manchmal kann die Unterbringung auch überhaupt nicht vollzogen werden, weil keine geeignete Einrichtung zur Verfügung steht. Liegen die Voraussetzungen nicht mehr vor, so ist die Unterbringung durch den Betreuer zu beenden und das Gericht zu informieren.

Fallbeispiel

Daniel, 24 Jahre alt, hat eine anerkannte Schwerbehinderung von 100 % mit den Merkzeichen G, B, H und Pflegegrad 3. Er steht unter rechtlicher Betreuung in allen Bereichen. Daniel hat viele Diagnosen, unter anderem FAS, geistige Behinderung, ADHS, Störungen der Emotionen und des Sozialverhaltens, Epilepsie, Störung der Impulskontrolle, Persönlichkeitsstörung, Depressionen, wiederkehrende Psychosen, Suchterkrankung (Cannabis, Amphetamine, Heroin), Hepatitis. Daniel ist auf regelmäßige Medikamenteneinnahme angewiesen.

Daniel lebte nach mehreren Wechseln in einer offenen Wohneinrichtung. Aufgrund der immer gravierender werdenden Suchtproblematik war er dort kaum noch zu halten. Er verließ immer wieder die Einrichtung, blieb tage- manchmal auch wochenlang fort, trieb sich im Drogenmilieu herum, konsumierte alles, was er bekommen konnte, ließ sich von anderen Heroin oder anderes spritzen, hinterfragte gar nichts. Unter dem Einfluss dieser Leute und der Drogen ließ er sich zu Straftaten und mehr verleiten. Er ist mehrfach hilflos aufgefunden und zur Stabilisierung ins Krankenhaus gebracht worden, ohne anhaltenden Erfolg.

Wenn er wieder in die Einrichtung kam, war er meistens in sehr schlechtem Zustand. Weder die Medikamentengabe noch eine ausreichende Ernährung, ausreichend Schlaf oder Hygienemaßnahmen waren somit sichergestellt. Alle Bemühungen der Mitarbeiter, ihn zu stabilisieren, liefen ins Leere.

Um den Kreislauf zu durchbrechen, wurde Daniel kurzfristig in eine geschlossene psychiatrische Abteilung eingewiesen, die Höchstdauer von sechs Wochen wurde hierbei voll ausgeschöpft. Kaum wieder in der Wohneinrichtung fing alles wieder von vorne an, obwohl inzwischen nach langer Zeit wieder epileptische Anfälle auftraten. Wieder Abgängigkeit, wieder Krankenhauseinlieferung. Diesmal wurde auch noch festgestellt, dass Daniel sich mit Hepatitis angesteckt hatte, die aber noch behandelbar war und auch dringend behandelt werden musste, bevor sie weiter fortschreiten und irreparable Schäden anrichten konnte. Auch das konnte ihn nicht beeindrucken. Kaum entlassen, verschwand er wieder aus dem Wohnheim. Er war nicht in der Lage, sich selbst zu steuern. Er rutschte sofort wieder in die alten Gewohnheiten, obwohl er selbst beteuerte, das nicht zu wollen. Aufgrund dieser Ereignisse, der immer wieder in immer kürzeren Abständen auftretenden Abgängigkeiten, der Tatsache, dass Daniel bereits mehrfach hilflos aufgefunden worden war, und da offensichtlich auch längere Krankenhausaufenthalte nichts bewirkten, kam sein Betreuer zu der Überzeugung, dass nur noch eine geschlossene Unterbringung Daniels Überleben und die Behandlung seiner Suchterkrankung und der Hepatitis sichern konnte.

Das Verfahren wurde in Gang gesetzt und die Unterbringung für ein Jahr genehmigt.

| Menschen mit FASD und der Arbeitsmarkt

Trotz einer Vielzahl von unterschiedlichen Fördermöglichkeiten zur Integration in den allgemeinen Arbeitsmarkt ist die Situation für Menschen mit FASD weiterhin unbefriedigend. Einerseits sind in den letzten Jahren immer mehr Tätigkeiten im niedrigschwelligen Bereich weggefallen, andererseits mangelt es mitunter an der Flexibilität und einer wohlwollenden Einstellung mancher Arbeitgeber gegenüber Menschen mit Beeinträchtigungen.

Besonders schwierig erweist es sich für Menschen mit FASD, die es trotz ihres Handicaps geschafft haben, einen beruflichen Abschluss zu erreichen. Je höher der Abschluss, desto höher sind die Erwartungen des Umfeldes – angefangen von den Vermittlern in der Arbeitsagentur und den Jobcentern, potenziellen Arbeitgebern bis hin zum kollegialen Umfeld. So ist es immer wieder schwer zu vermitteln, dass z. B. im intellektuellen Bereich gute Begutachtungsergebnisse vorliegen, aber Schwierigkeiten auftreten, komplexe Aufgabenstellungen zu erfassen und umzusetzen, oder auch schon einfache Dinge, wie z. B. das Einhalten von Terminen, das Zurechtfinden im Arbeitsumfeld usw. mit Problemen verbunden sind.

Menschen mit FASD benötigen für eine gelingende Integration in eine dauerhafte Beschäftigung meist auch ein dauerhaftes Coaching im Alltag.
Im Rahmen der Einführung des Bürgergeldes wurde zum 01.07.2023 die Ganzheitliche Betreuung nach § 16k SGB II gesetzlich verankert.
Ziel der ganzheitlichen Betreuung (die in der Regel auf einen Träger übertragen wird) ist die Heranführung eines erwerbsfähigen Leistungsberechtigten an eine Beschäftigungsfähigkeit sowie eine Stabilisierung. Diese Unterstützung ist auch zur Heranführung an oder zur Begleitung junger Menschen während einer Ausbildung möglich.

Was wünschen sich Menschen mit FASD bezüglich ihrer Beschäftigungssituation?

- Unterstützung im bürokratischen Dschungel – sie fühlen sich durch die Komplexität der rechtlichen Rahmenbedingungen überfordert
- Unterstützung bei Kontakten mit Behördenmitarbeitern (bei Gesprächen, Telefonaten, Schriftverkehr)

- mehr Verständnis von Behördenmitarbeitern (z. B. Jobcenter übt sehr hohen psychischen Druck aus) und Arbeitgebern
- keine Vollzeitbeschäftigung
- mehr Pausen
- Akzeptanz und mehr Zeit, etwas zu begreifen und umzusetzen

(Quelle: Umfrage unter Erwachsenen mit FASD anlässlich ihres 2. Jahrestreffens im Juli 2017 in Fulda)

Welche Schwierigkeiten haben Menschen mit FASD am Arbeitsplatz?

Reizüberflutung am Arbeitsplatz	
durch Lärm	11 von 13 Teilnehmern
durch Gerüche	7 von 13 Teilnehmern
durch Geschmack	3 von 13 Teilnehmern
durch Berührung	8 von 13 Teilnehmern
durch Licht/Farben/Muster	8 von 13 Teilnehmern

(Quelle: Umfrage unter Erwachsenen mit FASD anlässlich ihres 2. Jahrestreffens im Juli 2017 in Fulda)

Sich im bürokratischen Dschungel zurechtzufinden, ist für die meisten Menschen generell eine große Herausforderung. Deshalb brauchen auch Menschen mit FASD aufgrund ihrer individuellen Beeinträchtigungen überschaubare, ganz pragmatische Unterstützungen in unterschiedlichen Formen.
So kann z. B. eine Art „Wegweiser" in schriftlicher Form und einfacher Sprache die notwendigen Handlungsschritte detailliert darstellen oder auch ein Ansprechpartner im Amt hilfreich sein, der eine Art Lotsenfunktion übernimmt. Meist ist es den Mitarbeitern im Amt nicht bewusst, dass der Hilfesuchende die freundlichen, aber wortreichen Erklärungen gar nicht aufnehmen kann, obwohl er doch ganz konzentriert schaut und nickt, so als habe er alles verstanden. Handlungsschritte einzeln zu besprechen, vor dem nächsten notwendigen Schritt erst die Erledigung des ersten Schrittes abzuwarten, ist natürlich auch für den Behördenmitarbeiter eine große Herausforderung, die aber auch z. B. von einer Begleitperson bzw. nahen Bezugsperson des Hilfesuchenden übernommen werden kann. Generell ist es sinnvoll, wenn bei Behördenterminen eine Person des Vertrauens als Begleitperson fungiert. Diese Möglichkeit ist in § 13 Abs. 4 SGB X geregelt.

§

§ 13 Abs. 4 SGB X

Ein Beteiligter kann zu Verhandlungen und Besprechungen mit einem Beistand erscheinen. Das von dem Beistand Vorgetragene gilt als von dem Beteiligten vorgebracht, soweit dieser nicht unverzüglich widerspricht.

Damit dürften sich Aussagen mancher Mitarbeiter, wie „Die Mutti bleibt aber draußen, Sie sind doch erwachsen ...", erübrigen.
Hilfreich kann auch sein, vor einem Behördentermin mit dem Hilfesuchenden sein Anliegen, seine Fragen usw. zu besprechen und eine Art „Merkzettel" anzufertigen, der mit zum Gespräch genommen wird.

Nicht wenige Erwachsene mit FASD erhalten Leistungen der Grundsicherung nach dem SGB II – vormals Arbeitslosengeld II –, seit 01.01.2023 ersetzt durch das „Bürgergeld". Auch wenn die Regelungen im Bürgergeldbezug moderater gestaltet wurden, so findet man hier viele klassische Beispiele, in denen Betroffene aufgrund ihrer Einschränkungen überdurchschnittlich oft Sanktionen ausgesetzt sind.

Einerseits sind die Mitarbeiter des Jobcenters an die vorgegebenen rechtlichen Regelungen des SGB II gebunden – andererseits negieren diese Regelungen bei restriktiver Durchsetzung die vielfältigen Schwierigkeiten, mit denen ein Mensch mit FASD tagtäglich konfrontiert wird. Es erscheint wie eine „doppelte Bestrafung": die lebenslange und irreparable Schädigung, die der Betroffene durch den Alkoholkonsum der Mutter in der Schwangerschaft erlitten hat, und die Sanktionen mit dem Ergebnis der Kürzung seiner finanziellen Mittel, wenn er die Anforderungen im Zusammenhang mit seinem ALG-II-Bezug nicht erfüllen kann.

Wie auch während des Bezuges von ALG II ist es bei Leistungsbezug von Bürgergeld erforderlich, dass die Einladungstermine des Jobcenters eingehalten werden.
Viele Menschen mit FASD haben Probleme mit der Fähigkeit, Zeit zu planen, zu verinnerlichen und zu strukturieren. Sie sind sich der Zeit weitgehend nicht bewusst. Das Einhalten von Terminen kann deshalb erheblich beeinträchtigt sein. Jedes Versäumnis eines Einladungstermins bringt eine Leistungskürzung von 10 Prozent mit sich. Die nun einsetzende obligatorische Abfolge von Anhörungsschreiben, erneuten Einladungen und Sanktionsbescheiden überfordert Menschen mit FASD vollends. Kommen dann noch Schreiben aus dem Bereich der Leistungsgewährung (Anforderung von Unterlagen, Nachweisen, Fortzahlungsantragsformulare) dazu, geraten Menschen mit FASD hier in eine für sie ausweglose Situation, in der sie entweder mit komplettem Rückzug reagieren

oder äußerst aggressiv auftreten, was zu weiteren Schwierigkeiten führen kann (bis hin zu einem Hausverbot im Jobcenter).

Fallbeispiel einer 32-jährigen Frau mit FASD und Sucht- und Drogenproblematik.
Sie ist im Ein-Euro-Job gescheitert (unregelmäßige Teilnahme, unentschuldigte Fehlstunden, dann Krankmeldung); ihr Kind lebt in einer Pflegefamilie.
Die Frau erhielt im Jahr 2015 vom Jobcenter (ihre Unterlagen und Angaben sind unvollständig) mindestens 32 Schreiben mit insgesamt 166 Seiten, davon:
- *10 Einladungen*
- *8 Anhörungen*
- *7 Absenkungsbescheide (Kürzung des ALG II) wegen Terminversäumnissen, (je 8–12 Seiten)*
- *5 Leistungsbescheide (je 10–12 Seiten)*
- *2 Anforderungsschreiben fehlender Unterlagen*

Im Jahr 2016 erhielt sie 30 Schreiben mit insgesamt 152 Seiten innerhalb von 10 Monaten, davon:
- *8 Einladungen*
- *7 Anhörungen*
- *7 Absenkungsbescheide wegen Terminversäumnissen*
- *3 Leistungsbescheide*
- *3 Anforderungen von Unterlagen*
- *2 sonstige Schreiben*

Eine Eingliederung in eine Beschäftigung gelang nicht und aufgrund von Mietschulden verlor sie ihre Wohnung.

Die ehemals vorgeschriebene Eingliederungsvereinbarung wurde mit der Einführung des Bürgergeldes durch einen Kooperationsplan ersetzt. Dieser ist nun rechtlich unverbindlich und enthält keine Unterschriften und Rechtsfolgebelehrungen mehr.
Auch wenn dieser Plan in verständlicher Formulierung verfasst werden soll, erscheint er vielen Menschen mit FASD als „Buch mit sieben Siegeln“. Die vereinbarten wesentlichen Schritte der Eingliederung in Arbeit können oft inhaltlich nicht richtig erfasst werden. Meist wird eine bundesweite Verfügbarkeit vereinbart, was aber für einen Menschen, der unter Orientierungsschwierigkeiten leidet oder auf Beständigkeit seines Umfeldes angewiesen ist, nicht realistisch einschätz- und realisierbar ist.

Viele Menschen mit FASD sind aufgrund der hirnorganischen Beeinträchtigungen unfähig – nicht unwillig –, ihren Alltag ohne Coaching allein zu bewältigen. Sie können nicht verstehen, warum sie den Erwartungen an ihre Leistungen immer wieder nicht entsprechen. Sie vermitteln dennoch häufig den Anschein von Leistungsvermögen – ohne eine tatsächlich zugrunde liegende Leistungsfähigkeit.

!

Nur wenn die gravierenden Auswirkungen von FASD im Alltag eines Betroffenen in ihrer Vielfalt in den verschiedensten Bereichen zukünftig besser wahr- und ernst genommen werden, wächst das Bewusstsein, dass unsere Erwartungen an Menschen mit FASD substanziell verändert werden müssen.

05.06.2014 – Pressemitteilung des Sozialgerichts Dresden

Das Sozialgericht Dresden hebt die wiederholte Sanktionierung einer psychisch behinderten Hartz-IV-Empfängerin auf.

Gerichtsbescheid des Sozialgerichts Dresden vom 16. Mai 2014

Die wiederholte Verhängung von Sanktionen gegen eine psychisch behinderte Hartz-IV-Empfängerin ist unverhältnismäßig, wenn besondere Betreuungsleistungen erforderlich sind. Das Jobcenter kann in diesem Fall nicht auf die gewöhnlichen Mittel der Massenverwaltung zurückgreifen. Das hat das Sozialgericht Dresden mit Gerichtsbescheid vom 16. Mai 2014 entschieden und acht Sanktionsbescheide aufgehoben.

Die 36 Jahre alte Klägerin aus Dresden war in einem geschützten Arbeitsbereich tätig, bevor sie arbeitslos wurde. Eine psychische Behinderung wurde festgestellt. Zu Meldeterminen des Jobcenters erscheint sie nicht mehr. Innerhalb von fünf Monaten lud das Jobcenter sie achtmal zu sogenannten Meldeterminen ein. Nachdem die Klägerin den Einladungen nicht nachkam, verhängte das Jobcenter Sanktionen. Dadurch wird die Regelleistung jeweils für drei Monate um 10 % gemindert. Jede der acht Minderungen betrug monatlich ca. 40 EUR.

Das Sozialgericht Dresden hat alle acht Sanktionsbescheide aufgehoben. Die Meldeaufforderungen waren unverhältnismäßig. Sie lassen ein einzelfallbezogenes Krisen- und Konfliktmanagement vermissen. Geboten waren in Anbetracht der psychischen Behinderung der Klägerin besondere Betreuungs- und Unterstützungsleistungen. Diese blieben im Verwaltungsverfahren aus.

Der Gerichtsbescheid steht einem Urteil gleich und kann mit der Berufung zum Sächsischen Landessozialgericht in Chemnitz angefochten werden.

AZ: S12AS3729/13

Aufnahme einer Beschäftigung

Vor allem junge Erwachsene mit FASD können meist nur schwer erkennen bzw. akzeptieren, dass sie aufgrund ihrer festgestellten Defizite nicht sofort in den ersten Arbeitsmarkt zu integrieren sind. Viele können sich nicht vorstellen, nach der Schule in einer *Werkstatt für behinderte Menschen (WfbM)* zu arbeiten („Da sind doch nur Behinderte"), und lehnen dies daher ab. Hier kann es hilfreich sein, im Rahmen eines Schulpraktikums für ein bis zwei Wochen die Arbeit in der WfbM kennenzulernen. Oft schwindet dann die Ablehnung. Die Arbeit in der WfbM ist auch keine „Einbahnstraße". Zunächst durchlaufen die jungen Erwachsenen den Berufsbildungsbereich, dort bleiben sie bis zu 27 Monaten. In dieser Zeit haben sie die Möglichkeit, die verschiedenen Arbeitsbereiche der WfbM kennenzulernen. Während der „Praktika" innerhalb der Werkstatt wird Unterricht in verschiedenen Bereichen angeboten, z. B. Computernutzung, Kulturtechniken, Bearbeitung von verschiedenen Werkstoffen, Allgemeinwissen. Am Ende der Zeit im Berufsbildungsbereich beurteilen die beteiligten Betreuer, ob eine Übernahme in den Werkstattbereich sinnvoll ist oder ob der junge Mensch eine Chance auf dem ersten Arbeitsmarkt hat. In diesem Fall wird über Außenpraktika ein geeigneter Arbeitsplatz gesucht.

Das Budget für Arbeit

Nach Modellversuchen in mehreren Bundesländern ist das *Budget für Arbeit* seit 01.01.2018 eine bundesweite Regelleistung im Rahmen der Eingliederungshilfe. Es handelt sich um eine Leistung zur Teilhabe am Arbeitsleben (§ 61 Abs. 2 SGB IX) und ermöglicht wesentlich behinderten Menschen, die einen Anspruch auf einen Platz in einer Werkstatt für behinderte Menschen (WfbM) haben, einen alternativen Übergang in ein sozialversicherungspflichtiges, tarifvertragliches oder ortsüblich entlohntes Arbeitsverhältnis bei einem öffentlichen oder privaten Arbeitgeber.

Der Anspruch auf ein Budget für Arbeit umfasst einen Lohnkostenzuschuss in Höhe von max. 75 % an den Arbeitgeber zum Ausgleich einer Leistungsminderung des Menschen mit Behinderung. Zusätzlich werden notwendige Unterstützungsleistungen zur Anleitung und Begleitung am Arbeitsplatz vom Träger der Eingliederungshilfe übernommen. Dauer und Umfang der Leistungen bestimmen sich nach den Umständen im Einzelfall. Die Umsetzung der gesetzlichen Vorgaben wird jeweils in den landesrechtlichen Bestimmungen geregelt. Die Regelungen unterscheiden sich in einigen Bundesländern z. B. in der praktischen Ausgestaltung, der Art der Unterstützungsleistungen und der Berechnung und Höhe der Lohnkostenzuschüsse. Trotz Bestehens eines versicherungspflichtigen Arbeitsverhältnisses bleibt der Status der dauerhaft vollen Erwerbsminderung bestehen, sodass eine uneingeschränkte Rückkehr in die WfbM bei Scheitern des Arbeitsverhältnisses möglich ist.

Wichtig: Der Arbeitsvertrag bei einem privaten oder öffentlichen Arbeitgeber darf nicht vor Bewilligung bzw. der Zusage eines Budgets für Arbeit unterschrieben werden.

(Näheres siehe unter: REHADAT – Portal zu Arbeitsleben und Behinderung, www.talent-plus.de)

Sexualität und Partnerschaft

Das Recht auf freie Entfaltung der Persönlichkeit ist in Artikel 2 des Grundgesetzes festgeschrieben. Sexualität und Partnerschaft sind Teile dieser individuellen Entwicklung der Persönlichkeit.
Menschen mit FASD haben die gleichen Grundbedürfnisse wie jeder von uns, sie möchten Freundschaften schließen, Zärtlichkeit, Geborgenheit und Partnerschaft erleben. Sexualität ist jedem Menschen eigen. Sie entwickelt sich individuell und lebenslang. Dabei spielen verschiedene Aspekte eine Rolle, wie z. B. die eigene Körperwahrnehmung, die erfahrene Aufklärung über Sexualität oder auch Wertvorstellungen innerhalb der Familie. Auf dem Weg in das Erwachsenenleben benötigen Jugendliche mit FASD in größerem Maße eine sensible Begleitung, die oftmals aber auch ganz pragmatisch sein sollte.
Nicht wenige Menschen mit FASD sind aufgrund ihrer Gutgläubigkeit und offenen Art leicht beeinflussbar und laufen Gefahr, in Beziehungen ausgenutzt und Opfer von sexuellen Übergriffen und Gewalt zu werden. Dabei begeben sich mehrheitlich Frauen immer wieder in Abhängigkeiten, die ihnen schaden und aus denen sie sich aus eigener Kraft und Einsicht nicht lösen können. Einige prostituieren sich, um vielleicht damit ihren Drogenkonsum zu finanzieren. Manche Menschen mit FASD haben das große Glück, einen Partner zu finden, der ihre Schwierigkeiten sieht und akzeptiert und sie letztlich in allen Lebensbereichen coacht.

Fallbeispiele: Erfahrungen von Pflegeeltern/Bezugspersonen von FASD-betroffenen Jugendlichen und jungen Erwachsenen

Seine ersten sexuellen Erfahrungen mit einem Mädchen machte er in einer Einrichtung der Behindertenhilfe, wo er regelrecht von einem etwas älteren Mädchen mit sehr viel entsprechender Erfahrung verführt wurde, ungefähr mit 17. Später wechselte er seine Freundinnen wie andere das Hemd, ich kann aber nicht sagen, ob er mit allen Mädchen auch Sex hatte. Das erschien mir alles eher wie in der Grundschule: „Willst du mit mir gehen: ja/nein/vielleicht." Er brauchte halt eine Freundin zum Vorzeigen. Und vor allem machte er jedes Mal das totale Drama, wenn diese „Eintagsbeziehung" dann zu Ende war.

Mit 17 bekam er seinen ersten „Liebesbrief" mit eindeutigen sexuellen Angeboten, den er überhaupt nicht verstand. Er kam damit zu mir und ließ ihn sich „übersetzen". Einige Tage danach fragte er mich, ob er nicht mal bei mir und meinem Mann zuschauen dürfe, um zukünftig zu wissen, wie „das geht"! Er war also trotz großspurigem verbalen Gehabe völlig ahnungslos. Auch das Thema Verhütung war für ihn nur schwer zu verstehen, es dauerte lange und brauchte mehrmaligen „Anschauungsunterricht", bis er wusste, wie ein Kondom angewendet wird.

Sexuell aktiv wurde sie mit ca. 16 Jahren. Schon vorher bekam sie die Pille, auch zur Zyklusregulation. Wir haben ihr aber immer wieder klar gemacht: Sex nur mit Pille und Kondom! Wir gehen davon aus, dass sie diese Ansage auch umsetzt, kontrollieren können wir die Nutzung des Kondoms ja nicht. Sie scheint viel Freude am Sex zu haben, verwechselt aber oft „Sex" mit „Liebe" – ist also der Meinung, dass jeder, der ihr eindeutige Angebote macht, sie auch liebt, sodass ihre Partner manchmal sehr häufig wechseln.

Eveline (20 Jahre) wohnte schon seit einiger Zeit in einer Wohngruppe. Die Bezugserzieherin bemerkte, dass Eveline nach Besuchen bei ihrem Freund sehr relaxt und gechillt war, hingegen sie sonst ein sehr herausforderndes Verhalten zeigte.
Als logische Konsequenz wurde Eveline nun zu ihrem Freund gebracht, wenn sie stark auffällig wurde, damit dieser entspannte Zustand wieder herrschte. Allerdings ohne zu wissen, ob die Zimmerkollegen des Freundes an diesen Tagen abwesend waren.

Verhütung

Für Mädchen/Frauen steht eine große Anzahl an Verhütungsmitteln und Methoden zur Verfügung. Deswegen und aufgrund der verschiedensten Vorbefunde, Vorerkrankungen und Medikationen bei Menschen mit FASD ist eine ausführliche Verhütungsberatung durch eine gut informierte Gynäkologin für Mädchen besonders wichtig und hilfreich. Welche Methode am geeignetsten ist, muss in jedem Einzelfall entschieden werden. Es ist wichtig, den Ärzten vor der Verordnung eines Verhütungsmittels Informationen zu FASD und der Bedeutung dieser Krankheit in Bezug auf die Fähigkeit zur Selbstbestimmung und Verhütungszuverlässigkeit zukommen zu lassen.

Bei Jungen/Männern mit FASD ist es wichtig, dass Kinder- und Jugendärzte sowie Urologen ihnen zum Thema Verhütung attraktive Angebote offerieren und verständlich erklären, warum die Verwendung eines Kondoms so wichtig ist und wie es richtig angewendet wird. (Näheres siehe unter: Kramer, H.: Jetzt bloß noch kein Kind – Neues und Bewährtes zum Thema Verhütung, 2016)

Familienplanung bei Menschen mit FASD

Neben den allgemein bekannten Möglichkeiten zur Empfängnisverhütung denken manche Bezugspersonen auch über die Möglichkeiten einer Sterilisation ihrer Schützlinge nach. Neben ethischen Bedenken ergeben sich dabei auch einige rechtliche Aspekte, die es zu beachten gilt:

Sterilisation

Eine Sterilisation Minderjähriger ist grundsätzlich unzulässig. Das bedeutet, dass weder Eltern noch der Vormund in eine Sterilisation einwilligen können.

Bei als *nicht geschäftsfähig* eingestuften Personen gibt es sehr hohe Hürden, da der Eingriff in die körperliche Integrität Auswirkungen auf die gesamte Lebensführung hat.

Eine Sterilisation setzt immer die Einwilligung des Patienten voraus, das heißt, bei *vorhandener Einsichts- und Steuerungsfähigkeit* kann der Betroffene nur selbst, nicht aber sein gesetzlicher Vertreter einwilligen. Ist der Patient *nicht einwilligungsfähig,* ist die Erteilung der Genehmigung durch das Gericht an enge Grenzen gebunden.
Eine Sterilisation ist nicht gerechtfertigt, wenn keine konkreten Anhaltspunkte bestehen, ohne Maßnahmen zur Empfängnisverhütung zu einer Schwangerschaft zu kommen. Das heißt, mit einer Schwangerschaft muss *konkret und ernsthaft* zu rechnen sein, allein die abstrakte Möglichkeit ist nicht ausreichend.

Steht der oder die Volljährige unter gesetzlicher Betreuung, so gilt Folgendes: Neben dem Betreuer wird ein zweiter Betreuer (Ergänzungspfleger) nur für den Aufgabenkreis „Sterilisation" bestellt. Voraussetzung dafür ist eine dauerhafte Einwilligungsunfähigkeit des/der Betreuten. Diesem zusätzlichen Betreuer obliegt eine hohe Verantwortung. Er muss eigenständig nach dem gerichtlichen Genehmigungsverfahren prüfen, ob die Sterilisation tatsächlich durchgeführt werden soll. Vor der gerichtlichen Genehmigung sind mindestens zwei Sachverständigengutachten erforderlich.

In einer Studie zur Familienplanung von jungen Menschen (18–25 J.) mit Beeinträchtigungen (Wienholz et al. 2015, S. 59) stehen an der Spitze der Zukunftswünsche: Partnerschaft, ein selbstbestimmtes Leben und Wohnen sowie die Gründung einer Familie. Dafür müssen wir – also die Gesellschaft – die Bedingungen schaffen! 2009 hat die BRD die UN-Behindertenrechtskonvention ratifiziert und ist damit die Verpflichtung eingegangen, die Bedingungen für Menschen mit Einschränkungen zu verbessern. Vereine, Träger und

Institutionen setzen die Forderung bereits um, nicht mehr die Fürsorge, sondern die Gleichberechtigung für diese Menschen in den Vordergrund zu stellen.

Nach wie vor sind Bedenken in der Gesellschaft – aber auch bei den Eltern und Bezugspersonen – bezüglich einer Elternschaft bei behinderten Menschen vorhanden. Unbesehen muss das Kindeswohl vor den Elterninteressen höchste Priorität haben. Mit Inkrafttreten des Bundesteilhabegesetzes (BTHG) zum 01.01.2017 wurde die unterstützte Elternschaft als Leistung der Teilhabe am Leben in der Gemeinschaft im § 78 fixiert.

Eltern mit kognitiven Beeinträchtigungen haben einen hohen Unterstützungsbedarf, der sehr langwierig und aufwendig ist. Immer wieder stoßen sie an ihre Grenzen:

- Ihre Teilhabe an Aktivitäten ist eingeschränkt.
- Sie haben Schwierigkeiten beim Verstehen und verstanden werden.
- Sie verfügen nur über eine geringe psychische und auch körperliche Belastbarkeit.
- Sie haben ein geringes Durchhaltevermögen.
- Sie sind schnell überfordert.
- Ihnen fehlen Ressourcen zur Konfliktbewältigung.

Noch gibt es eine unzureichende flächendeckende Bereitstellung von speziellen Hilfen im Rahmen der begleiteten Elternschaft. Ziel ist es, die Eltern in ihrer erzieherischen und der Alltagskompetenz sowie in ihrer persönlichen Entwicklung zu fördern sowie ihnen eine reale Teilhabe am Leben zu ermöglichen. Dabei ist die Sicherung einer altersgerechten Entwicklung der Kinder, die bei ihren Eltern leben, eine grundlegende Aufgabe.

Diese Hilfen sind meist bis zur Volljährigkeit der Kinder erforderlich – und in unseren bestehenden Hilfesystemen vor allem in der Kinder- und Jugendhilfe in diesem Umfang nicht vorgesehen.
Ziel der zur Verfügung stehenden Unterstützungsangebote ist immer eine Hinführung zu einer eigenständigen Lebensführung und einer dauerhaften erlernbaren Eigenverantwortung.
Wollen Menschen mit kognitiven Einschränkungen selbstbestimmt leben, wird das auch oft nicht als Ressource erkannt, sondern als mangelnde Einsichtsfähigkeit interpretiert.

Wenn wir Veränderungen erreichen wollen, dann muss in allen relevanten Berufen und Ausbildungen ein ressourcenorientiertes Herangehen erfolgen – und wir müssen den Spagat zwischen engem Rahmen und dem Recht auf Selbstbestimmung meistern. Sexualität, eine Familie und Kinder zu haben sind Menschenrechte – die Gesellschaft ist gefordert, die Bedingungen und den rechtlichen Rahmen zu schaffen.

Schritte in die richtige Richtung sind z. B. spezielle Angebote sozialer Träger von kombinierten Leistungen der Hilfe zur Erziehung und Eingliederungshilfe sowie die Bereitstellung von Informationsmaterial in einfacher Sprache, die sich den Themen rund um Schwangerschaft, Elternschaft und Familie widmen.

Aber funktioniert das alles bei Menschen mit FASD? Für manchen stellt sich die Frage: „Kann man es überhaupt verantworten, dass junge Frauen und Männer mit FASD Kinder bekommen?" Wie müssen Unterstützungssysteme nicht nur für die Eltern, sondern auch für die Kinder, die bei Menschen mit FASD leben, aussehen?
Mütter und Väter mit FASD sind in erster Linie Eltern, die ihr Kind lieben. Sie können fürsorglich und übervorsichtig sein, manchmal auch ein wenig ängstlich, wie alle unerfahrenen Eltern. Und dennoch müssen sich Bezugspersonen und ins Helfersystem eingebundene Personen darauf einstellen, dass trotz vorhandener positiver Elterneigenschaften Gefahrensituationen eintreten können, die das Kindeswohl in hohem Maße gefährden. Aufgrund der eingeschränkten kognitiven Fähigkeiten kann es unter Umständen sehr schnell zu Überforderungssituationen im Alltag mit dem Kind kommen, die sich in Form von völliger Hilflosigkeit mit „Weglauftendenzen", heftigen Gefühlsausbrüchen bis hin zu massiver Gewalt gegen das Kind äußern können. Nicht immer sind die jungen Eltern dann in der Lage, ihre Schwierigkeiten zu benennen und sich Hilfe zu holen. Es besteht außerdem die Gefahr, dass in der Kindheit selbst erlebte Gewalterfahrungen in schwierigen Situationen unreflektiert auf das Kind übertragen werden.
Aber auch ein durch eine eingeschränkte Empathie unangemessenes Reagieren auf die Bedürfnisse des Kindes kann auf Dauer zu einer Entwicklungsstörung und damit einer Gefährdung des Kindeswohls führen. (Bsp.: Das Baby schreit, weil es sich unwohl fühlt – die Mutter denkt, es schreit vor Hunger und füttert es ständig.)
Eltern mit FASD brauchen neben einer einfühlsamen Begleitung bei der Versorgung und Erziehung ihres Kindes die stete Präsenz einer Person, zu der sie Vertrauen haben und die sie als Hilfe akzeptieren können. Im Interesse eines gesunden Aufwachsens des Kindes bedarf es hier einer fachkompetenten und realitätsnahen Analyse des jeweiligen Einzelfalls. Wichtig ist auch, die bisherigen Bezugspersonen dabei einzubeziehen, da sie in der Regel die Stärken und Schwächen genau beschreiben können.
Hilfreich können z. B. ein wiederholtes Kompetenztraining mit der jungen Familie, die gemeinsame Erarbeitung eines „Notfallplanes" oder im Bedarfsfall ein Betreutes Wohnen in einer Gastfamilie sein.
Wir sind überzeugt, dass Eltern mit FASD durchaus in der Lage sind, ihre Elternrolle gut auszuüben, wenn sie dabei eine am Kindeswohl orientierte Unterstützung und Begleitung erfahren.

„... Dass das gesehen wird, dass auch ich etwas zu geben habe, das wünsche ich mir!" (M., 56 Jahre, FASD)

Fallbeispiel – Die Büchse der Pandora

... wurde mit der Diagnose FASD für unsere Adoptivtochter geöffnet. Sie war zu diesem Zeitpunkt 34 Jahre alt, ihre beiden Kinder waren 7 und 12. Alle Übel, die F. bisher heimsuchten, hatten jetzt einen Namen und einen Grund.
F. war 10 Tage jung, als sie in unsere Familie aufgenommen wurde. Mit den Jahren durchlief sie das Schicksal der FASD-Kinder: Schwierigkeiten in der Schule, Schulwechsel, Schulfrust, problematische Partnerschaften, Drogen, Absturz, Familiengericht, Verschuldung.
In dieser Zeit verlor sie nie den Kontakt zur Familie, zu uns, ihren Eltern. Wir versuchten auf vielfältige Weise zu helfen, obwohl uns ihr Verhalten oft an den Rand der Verzweiflung trieb, auch nicht nachvollziehbar für uns war.
Trotz allem schaffte F. mit 18 Jahren ihren Hauptschulabschluss. Mit 21 Jahren beendete sie ihre Lehre erfolgreich. Und mit 22 Jahren erwarb sie ihren Führerschein. Die Geburt der Kinder und die Bewältigung des Alltags mit den Partnern gestalteten sich immer schwieriger. Über einen langen Zeitraum gelang ihr die Befreiung von Drogen und aus einer gewalttätigen Partnerbeziehung. Das schaffte sie nur mithilfe von außen (Familie, Jugendamt, Familienhelferin).

Mit der Diagnose FASD im Jahr 2016 konnten viele Dinge des Alltags besser geklärt werden.

F. lebt mit ihren 2 Kindern allein in einer Wohnung. Die Kinder bestimmen die Tagesstruktur. Viele Alltagsdinge kann F. selbstständig erledigen. Die gesamte Bürokratie des Lebens erledige ich. Alle Termine werden über mich geregelt. Zu allen Terminen begleite ich sie. Das gilt für den Arzttermin genauso wie für das Gespräch mit Ämtern oder das Gespräch mit den Lehrern der Kinder.
F.s Finanzen werden von mir verwaltet, alle Zahlungen werden von mir getätigt. Sie bekommt eine festgelegte Summe als Taschengeld. Mein Mann und ich haben eine Generalvollmacht, die das alles ermöglicht.
Für jede Woche legen wir einen Wochenplan mit wichtigen Terminen fest. Diese feste Alltagsstruktur ist für alle Betroffenen im Moment die beste Lösung.
F. erhält eine Erwerbsminderungsrente, zunächst für 2 Jahre, dann werden wir uns wieder in den Antragsmarathon begeben.
F. hat einen Grad der Behinderung von 50 anerkannt bekommen und wurde mit Pflegegrad 1 eingestuft.
Und natürlich gibt es immer wieder diese dunklen Stunden für sie, geprägt von Antriebslosigkeit, Depression, Wut, Aggression, körperlichen Einschränkungen, Vergesslichkeit, Schlafmangel. Das wird immer bleiben und deshalb muss das Netzwerk um F. auch immer bleiben, lebenslang.
Die Büchse der Pandora enthält neben allen Übeln auch die Hoffnung – und die geben wir nicht auf.

| FASD und Strafrecht

Wann immer Menschen mit FASD mit der Justiz in Kontakt kommen, egal aus welchem Grund, sollte in jedem Fall eine Bezugsperson Begleitung und Unterstützung bieten.

Menschen mit FASD als Straftäter

Menschen mit FASD können leicht mit dem Gesetz in Konflikt geraten. Die Gründe dafür sind vielfältig.

- Sie haben Schwierigkeiten, Freunde zu finden, schließen sich daher oft den falschen Gruppen an. Sie sind naiv, leicht verleitbar und wollen in der Gruppe akzeptiert werden.
- Sie merken nicht, wenn sie ausgenutzt werden.
- Sie können Ursache und Wirkung nicht erkennen und die Konsequenzen ihres Handelns nicht vorhersehen.
- Sie handeln impulsiv aufgrund der Störung der Impulskontrolle.
- Sie sind sich der sozialen Regeln möglicherweise durchaus bewusst, können diese aber in der Situation nicht abrufen.
- Sie neigen vielleicht zu aggressiven Ausbrüchen.
- Sie sind vielleicht mit Drogen in Kontakt gekommen (Beschaffungskriminalität).
- Sie sind sich vielleicht gar nicht bewusst, dass sie gerade eine Straftat begehen.

Oft erscheinen sie aufgrund der Einschränkungen im kognitiven Bereich unbelehrbar und fallen immer wieder mit den gleichen Vergehen auf, z. B. Diebstahl, Schwarzfahren usw. Es ist deshalb notwendig, die ermittelnden Behörden durch entsprechende Unterlagen (z. B. Schwerbehindertenausweis; ärztliches Gutachten) auf die Behinderung aufmerksam zu machen und deutlich darauf hinzuweisen, dass bei Vorladungen eine Begleitperson zur Unterstützung anwesend sein muss.

Spätestens dann, wenn damit zu rechnen ist, dass Anklage erhoben wird, sollte ein erfahrener Strafverteidiger hinzugezogen werden. Dieser benötigt unbedingt Hintergrundwissen über FASD, um die Vertretung seines Klienten entsprechend darauf aufbauen zu können. Dabei ist auch zu bedenken, dass die oft mit einer Verurteilung verbundenen Auflagen, wie z. B. Sozialstunden oder Bewährungsauflagen, für FASD-Betroffene ohne Unterstützung oft schwer oder gar nicht einzuhalten sind, was dann in der Folge weitere Sanktionen nach sich zieht.

Werden FASD-Betroffene einer Straftat beschuldigt, geraten sie in ein System, dessen Zusammenhänge sie meist nicht verstehen können.
Sie erhalten eine Vorladung zur Vernehmung bei der Polizei und werden zu ihrer Tat befragt, die meist schon etwas länger zurückliegt. Vielleicht können sie gar keine Angaben machen, weil sie sich einfach nicht erinnern können, vielleicht haben sie Angst in der Situation, vielleicht verstehen sie gar nicht, was gerade mit ihnen passiert. Einer intensiven Befragung halten sie nicht stand. Sie schildern die Dinge gemäß ihrer eigenen Wahrnehmung, die nicht immer den objektiven Tatsachen entspricht. Wird genauer nachgefragt, ändern sie ihre Schilderung und verstricken sich so in Widersprüche. Oder sie geben einfach alles zu, nur um so schnell wie möglich wieder aus dieser für sie unangenehmen Situation herauszukommen.
Welche Konsequenzen ihre Aussagen bei einer Vernehmung unter Umständen für sie haben, können sie nicht abschätzen.
Sie verstehen auch nicht, dass sie eigentlich das Recht hätten, gar nichts zu sagen. Der Beamte hat sie doch gefragt und der ist doch Polizist!

Monate später kommt es dann zu einer Anklage, sie müssen vor Gericht erscheinen, was ihnen meist große Angst bereitet. Sie sollen sich erneut zur Sache äußern. Es kann passieren, dass sie nun eine ganz andere Schilderung des Vorfalles präsentieren. Der Richter wird sie dann vermutlich mit der Aussage bei der Vernehmung konfrontieren und auf die Diskrepanz hinweisen. Wie schon bei der Vernehmung bei der Polizei sind Menschen mit FASD auch mit der Situation vor Gericht völlig überfordert und zeigen dann die unterschiedlichsten Verhaltensweisen.
Eventuell erscheinen sie auch gar nicht erst zum Gerichtstermin, aus Angst, wegen mangelnden Zeitmanagements oder weil sie die Wichtigkeit für sich selbst gar nicht erkennen können.

!

Wenn die zuständigen Beamten, Staatsanwälte und Richter nicht über FASD informiert sind, werden sie das Verhalten der Betroffenen völlig falsch deuten.

Oft stellt sich die Frage nach der Schuldfähigkeit des Beschuldigten. Hierzu kann der Richter ein psychiatrisches Gutachten in Auftrag geben. Mögliche Ergebnisse dieser Gutachten sind:

- schuldfähig
- vermindert schuldfähig
- schuldunfähig

Gegebenenfalls wird der Richter prüfen, ob eine Unterbringung in einer psychiatrischen Einrichtung oder einer Suchtklinik in Betracht kommt.

Ebenso kann sich die Frage ergeben, ob der von FASD betroffene Straftäter überhaupt in der Lage ist, der Verhandlung zu folgen. Es prasselt alles Unbekannte auf ihn ein. Viele FASD-Betroffene können sich nicht über einen längeren Zeitraum konzentrieren. Trotz des oft sehr guten aktiven Wortschatzes können sie dem gesprochenen Wort nicht folgen und verstehen die Zusammenhänge nicht. Vielleicht versuchen sie auch aus Unsicherheit, freundlich zu erscheinen, und lachen während der ganzen Verhandlung. Oder sie wirken verstockt. Letztlich sind sie heillos überfordert von den vielen Leuten um sie herum. Deswegen ist es wichtig, dass neben dem Strafverteidiger eine vertraute Person anwesend ist.

Menschen mit FASD als Opfer von Straftaten

Ebenso leicht, wie FASD-Betroffene mit dem Gesetz in Konflikt geraten können, können sie auch selbst Opfer von Straftaten werden. Die Gründe sind ähnlich. Die von FASD Betroffenen sind vertrauensvoll und leichtgläubig und können andere Menschen und deren Absichten nicht durchschauen.
Als Opfer benötigen sie Unterstützung, um die Straftat anzuzeigen. Ihre Zeugenaussage wird nicht sehr präzise sein. Es gelten hier dieselben Bedingungen wie für eine Vernehmung. Dabei bedarf es viel Empathie und Fingerspitzengefühl des Vernehmenden, um eine möglichst genaue Schilderung der Tat zu ermöglichen.

Es kann aber auch sein, dass ein von FASD Betroffener sich gar nicht bewusst ist, dass er Opfer einer Straftat geworden ist. Wenn die Polizei bei Ermittlungen zu einer Straftat auf ihn stößt und ihn befragt, kann ihn diese Situation verwirren, weil er nicht versteht, was die Beamten von ihm wollen. Schwierig wird dies für alle Beteiligten bei schweren Delikten, in denen eventuell alles von Zeugenaussagen abhängt. Auch hier ist es wichtig, dass der FASD-Betroffene von einer Person seines Vertrauens begleitet und unterstützt wird. Es ist deshalb empfehlenswert, professionelle Hilfe und Begleitung durch eine Opferschutzorganisation in Anspruch zu nehmen, z. B. durch den „Weißen Ring".

Fallbeispiel
Ein junger, erwachsener FASD-Betroffener wurde von der Polizei als mutmaßliches Opfer eines Sexualstraftäters ermittelt. Er kannte den als Täter Beschuldigten, war öfter in dessen Wohnung. Er war sich aber des Missbrauchs nicht bewusst oder hatte diesen erfolgreich

verdrängt. Er konnte nur aussagen, dass er bei diesem Mann zu Hause war, dort mit der Spielekonsole spielen durfte und auch dort übernachtet hat. Im Laufe der Vernehmung äußerte er auch noch, dass er von dem Mann Alkohol und Drogen bekommen hatte. Mehr wusste er nicht (oder er wollte nicht mehr sagen). Er reagierte heftig auf die Befragung, wurde teilweise sogar aggressiv.

Eine solche Aussage lässt sich vor Gericht wohl kaum verwerten. Aber der junge Mensch war hoch belastet durch die Situation. Soll man einen solchen Menschen tatsächlich einer Gerichtsverhandlung aussetzen, in der er dem Täter in die Augen sehen muss?

In diesem Fall hatte der junge Mann Glück, er musste keine Aussage vor Gericht machen. Es gab noch weitere Zeugen und andere Beweise. Der Täter wurde verurteilt.

Menschen mit FASD als Zeugen von Straftaten

Meist bereitet es von FASD betroffenen Menschen Schwierigkeiten, als Zeuge von Straftaten aufzutreten. Viele haben eine ganz eigene Wahrnehmung der Dinge, die erheblich von der objektiven Realität abweichen kann. Außerdem sind sie leicht beeinfluss- und manipulierbar. Haben sie im Vorfeld Kontakt mit anderen Zeugen oder gar dem Täter, so kann es durchaus sein, dass sie Dinge wiedergeben, die ihnen zuvor suggeriert wurden. Manchmal vermischt sich ihre Wahrnehmung mit ihrer Fantasie zu einer ganz eigenen Schilderung des Tatherganges.
Hier ist vor allem darauf zu achten, bereits im Vorfeld Staatsanwalt und Richter über die Problematik zu informieren. FASD-Betroffene sollten keinen Eid leisten, weil sie die Bedeutung eines Eides nicht ausreichend verstehen.

Grenzen der Hilfe

Helfer stoßen da an ihre Grenzen, wo Betroffene jegliche Hilfeangebote ablehnen und mit Rückzug reagieren. Besonders in familiären Betreuungssettings kommt es oft zu starken Spannungen, wenn Unterstützungsbemühungen immer wieder boykottiert werden. Hinzu kommt manchmal noch ein zermürbender Kampf mit Ämtern und Behörden, fehlende Betreuungs- und Wohnmöglichkeiten, Unverständnis und Ablehnung in der Öffentlichkeit. Entlastung können Hilfen von außen bringen – aber auch professionelle Helfer müssen aushalten, dass ihre Bemühungen ins Leere laufen. Manchmal fällt es schwer, Verhalten und Person voneinander zu trennen.

Aushalten zu müssen, wie bereits Erreichtes wieder „den Bach hinunter geht", schmerzt – aber die Autonomie eines Menschen ist grundgesetzlich geschützt. Gegen den Willen des Betroffenen zu handeln und Entscheidungen zu treffen, ist deshalb nicht möglich. Nur in sehr eng begrenzten Fällen sind Gerichte ermächtigt, in dieses Grundrecht einschränkend einzugreifen.

„Habe Hoffnungen, aber niemals Erwartungen. Dann erlebst du vielleicht Wunder, aber niemals Enttäuschungen."
(Franz von Assisi)

Menschen mit FASD brauchen Bezugs- und Begleitpersonen, die hoch belastbar sind und eine enge Vertrauensbeziehung trotz aller Rückschläge aufrechterhalten können. Diese Position müssen nicht unbedingt Pflege- oder Adoptiveltern einnehmen, meist werden Helfer von außen eher akzeptiert, was die Familiensituation sehr entlasten kann. Es gleicht einer Gratwanderung – zwischen Hilfe und Konsequenz kann es leicht zu Situationen kommen, die eine Verweigerungshaltung befördern. Es wäre wenig hilfreich, aufgrund der kognitiven Einschränkungen in der Planungshandlung und eines fehlenden vorausschauenden Denkens beständig und vorausschauend für den Betroffenen alle Steine aus dem Weg zu räumen – vielmehr braucht es ein einfühlsames, aber auch konsequentes Begleiten, in dem für den Menschen mit FASD auch immer wieder Raum für eigene Erfahrungen bleibt. Aus Konsequenzen zu lernen ist – wenn auch nur bedingt – durchaus möglich. Das bedarf kleiner Schritte, unendlicher Geduld und Kontrolle, aber vor allen Dingen viel Lob, Ermutigung und Unerschütterlichkeit der Helfer.

Es braucht Menschen, die Grenzen und Misserfolge von Bemühungen um Menschen mit FASD aushalten können.

| Anhang

Fallbeispiele

Familie ist das, was trägt!

Im August 1992 kam B. als Kurzzeit-Pflegekind in unsere Familie. Aufgrund der bevorstehenden Einschulung und weil er im Heim „nicht mehr führbar“ war, sollte er zurück zur Mutter. Sie war aber gerade auf Wohnungssuche, weil ihr die Obdachlosigkeit drohte.
Für diese Überbrückungszeit standen wir zur Verfügung. Sicher nahmen wir wahr, dass es sich um ein sehr lebhaftes, oft stark wütendes Kind handelte, aber wir waren optimistisch – schließlich hatten wir bereits vier eigene Kinder und verfügten über entsprechende Erfahrungen in der Kindererziehung.
Ich glaube, nicht einmal die Sozialarbeiterin ahnte, auf was für ein Abenteuer wir uns eingelassen hatten. Täglich begleiteten uns seine Tobsuchtsanfälle, die die Öffentlichkeit erstarren ließen. Seine Zerstörungswut und sein hyperaktives Verhalten nahm uns beim Jugendamt keiner so richtig ab, vermittelte er doch zwischendurch und vor allem bei Behördenterminen immer das Bild eines in sich gekehrten, sehr zurückhaltenden Kindes.

Nachdem sich die Besuchskontakte zu seiner alkoholkranken Mutter verheerend auf seine Verfassung auswirkten, mahnten wir nach einem Jahr eine umgehende Perspektivklärung an. Zum Glück erklärte die Mutter spontan ihr Einverständnis, dass B. dauerhaft bei uns bleiben konnte. Von diesem Tag an nannte er uns Mutti und Vati, sie blieb die Mama. Jahre später stimmte sie auch einer Namensänderung zu und übertrug uns freiwillig das Sorgerecht.

Schulisch eskalierte die Situation in der vierten Klasse. Unterricht mit ihm war kaum noch möglich, meist musste ich ihn sofort abholen und mit ins Büro nehmen. Nach einer kurzen entspannten Phase auf einer sehr kleinen dörflichen Grundschule misslang der Wechsel zur Mittelstufe. In zwei Schuljahren gab es vier Schulwechsel, bis er als nicht beschulbar galt. Zwei Schulbegleiter hat er während dieser Zeit regelrecht „verschlissen“. Auch eine stationäre Aufnahme in der Kinder- und Jugendpsychiatrie zur Diagnostik und ein anschließender langer Aufenthalt in einer Tagesklinik brachten keine Änderungen. Erst als wir durch einen Artikel in einer Fachzeitschrift auf das Thema „FASD“ stießen, konnten wir eine entsprechende Diagnostik veranlassen. Nun war gezielt Hilfe möglich. Durch eine medikamentöse Einstellung, gepaart mit einem „schulischen Glücksgriff“ schaffte B. einen guten Realschulabschluss und konnte eine reguläre Berufsausbildung in seinem Traumberuf – aber in einer anderen Stadt – beginnen. Mit gemischten Gefühlen stimmten wir seinem Ortswechsel zu. Jedes Wochen-

ende kam er nach Hause – auch wenn das Jugendamt dafür kein rechtes Verständnis hatte, schließlich steuerte er auf die Volljährigkeit zu und sollte sich von uns abnabeln. Kurz vor seinem 18. Geburtstag erhielt er dann einen Bescheid vom Jugendamt: „Die Maßnahme der Hilfe zur Erziehung in Form der Familienpflege wird mit Erreichen der Volljährigkeit beendet.“ Sein Antrag auf Hilfe für junge Volljährige und Verbleib in der Pflegefamilie wurde abgelehnt. Eine Betreuung durch einen freien Träger vor Ort schlug fehl. Dies verunsicherte ihn so sehr, dass er wochenlang nicht mehr nach Hause kam, sein Konto leer räumte und zunehmend mit „falschen Freunden“ abhing. Den Lehrabschluss schaffte er gerade so. Eine anschließende dreimonatige Übernahme durch den Ausbildungsbetrieb nutzte er nicht, um sich um einen neuen Arbeitgeber zu bemühen.

Er verlor erstmals seinen Wohnraum, kam vorübergehend bei einem Kumpel unter. Um eine eigene Wohnung kümmerte er sich mit unserer Unterstützung erst, als der Kumpel ihn von einem Tag auf den anderen samt seiner Sachen vor die Tür setzte. Er fand eine neue Tätigkeit, lebte inzwischen mit seiner langjährigen Freundin zusammen. Aber nach zwei Jahren spitzte sich die Situation wieder zu – er feierte gern und oft, verlor seinen Job, warf seine Freundin aus der Wohnung und hatte schon erhebliche Schulden angehäuft.

Auf seinen Wunsch hin holten wir ihn wieder in unsere Nähe. Zwei Jahre lebte er wieder mit seiner Freundin in einer eigenen Wohnung. Anfangs arbeitete er noch in einem Unternehmen, aber der Vertrag war befristet.
Als wir von der bevorstehenden Zwangsräumung seiner Wohnung erfuhren, blieben uns nur wenige Tage Zeit, entsprechende Hilfen zu organisieren. Unsere ganze Familie war in Aktion. Die Wohnung musste geräumt und renoviert, die Möbel eingelagert werden. B. und seine Freundin wurden jeweils von Familienmitgliedern aufgenommen. Das Wichtigste aber war, bei Behörden und Banken schnell handeln zu können. Die Bestellung eines Betreuers hätte zu viel Zeit in Anspruch genommen – B. unterschrieb eine Generalvollmacht, die wir notariell beglaubigen ließen. Es hatte sich ein Schuldenberg von rund 15.000 Euro angehäuft, zwei Vollstreckungshaftbefehle lagen nacheinander vor. Inzwischen hatte B. wieder eine befristete Beschäftigung aufgenommen, um mit der Schuldentilgung beginnen zu können und der Inhaftierung zu entgehen. Kontakte mit Gläubigern mussten aufgenommen, ein Vergleich mit der Bank ausgehandelt werden. Mit dem nötigen „Druck“ gelang es auch, dass er sich intensiv um ein unbefristetes Arbeitsverhältnis bemühte. Er wurde bei einem renommierten Unternehmen eingestellt, konnte sogar eine Zusatzqualifizierung absolvieren. Über mehrere Jahre teilten wir ihm sein Geld zu, so blieb genug, um die Schulden in größeren Beträgen zu tilgen.

Eines Tages war es dann soweit: Er zog wieder in eine eigene Wohnung, später zog auch seine Freundin wieder zu ihm. Seine Montagetätigkeit sahen wir trotzdem mit einiger Skepsis, aber diesmal funktionierte es gut. Eines Tages dann ein für alle sehr emotionaler Höhepunkt: Stolz präsentierte eines unserer Familienmitglieder die Bestätigung der SCHUFA, dass alle negativen Einträge B.s gelöscht wurden. Alle Schulden waren getilgt, und er hatte es – zwar mit unserer Unterstützung – aber durch seine eigene Arbeit geschafft.

Nun ist er Mitte dreißig, arbeitet inzwischen fast zehn Jahre in diesem Unternehmen, ist ein anerkannter Mitarbeiter, fährt einen Dienstwagen und trägt auch Verantwortung. Wir sind stolz auf ihn. Natürlich sind seine schädigungsbedingten Defizite nicht ganz verschwunden, manchmal ist schon ein „korrigierendes" Gespräch notwendig. Seine Freundin, die mit ihm zusammenlebt, nimmt diese Einschränkungen natürlich am ehesten wahr. Manchmal kann er selbst offen über seine Schwierigkeiten sprechen, manchmal aber erscheint er total uneinsichtig ... Aber das Wichtigste ist für uns, dass er uns vertraut und Hilfe annehmen kann. Nicht alles kann und will er mit uns Eltern besprechen. Auch das enge Verhältnis zu unseren eigenen Kindern, die ihn immer wie einen leiblichen Bruder angenommen haben, gibt ihm Halt.

Es ist ein schönes Gefühl zu erleben, wie er versucht, uns auch viel zurückzugeben. Er ist inzwischen sehr zuverlässig geworden, ist der Erste, der zur Stelle ist, wenn wir Hilfe brauchen oder es uns nicht so gut geht.
Trotz manchem Rückschlag in der Vergangenheit ist er auf einem guten Weg. Er hat es geschafft, mit einem entsprechenden Umfeld seinen Platz zu finden. Natürlich sind wir uns bewusst, dass es auch wieder „kippen" kann. Aber bis dahin genießen wir einfach die gute Zeit mit ihm.

Hoffnung bleibt immer – Fallbeispiel Peter

Peter ist 27 Jahre alt, hat eine anerkannte Schwerbehinderung von 100 % mit den Merkzeichen G, B, H und Pflegegrad 2. Er steht unter rechtlicher Betreuung in allen Bereichen. Peter hat viele Diagnosen: FAS, Intelligenzminderung (im Bereich der geistigen Behinderung), ADHS, Störungen der Emotionen und des Sozialverhaltens, Epilepsie, Störung der Impulskontrolle u. a. Mit der Zeit entwickelten sich diverse psychiatrische Probleme (Persönlichkeitsstörung, Depressionen, wiederkehrende Psychosen, herausforderndes Verhalten) und eine Suchtproblematik (Cannabis, Amphetamine, Heroin). Später kam noch Hepatitis C dazu.
Peters Beschulung war von Anfang an schwierig. Es gab mehrere Schulwechsel. Trotz Beschulung auf einer Förderschule für Lernbehinderung war Peter dort durchgehend überfordert. Peter hat keinen Schulabschluss, eine Eingliederung in eine WfbM ist mehrfach gescheitert, er gilt als nicht werkstattfähig. Durch die jahrelange Überforderung entwickelte er eine Anstrengungsverweigerung, die bis heute anhält.

Peter lebte seit seinem 8. Lebensmonat in einer Pflegefamilie, seit dem 19. Lebensjahr in stationären Wohneinrichtungen mit mehreren Wechseln, kurzzeitig war er auch schon obdachlos. Zuletzt wohnte er in einer niedrigschwelligen Einrichtung, die Menschen betreut, die durch die verschiedensten Umstände durch das Raster des sozialen Systems gefallen sind.

Irgendwann hat Peter für sich entdeckt, dass Amphetamine ihn beruhigen, ähnlich wie zuvor die Medikamente gegen ADHS, die er wegen der Epilepsie nicht mehr bekommt. Mehrfache stationäre Entgiftungen brachten keinen anhaltenden Erfolg, ohne Entwöhnungstherapie gibt es keine Erfolgsaussichten. Eine solche längerfristige Entwöhnungstherapie ist aufgrund der Kombination der Suchterkrankung mit geistiger Behinderung und fehlenden Alltagskompetenzen nicht möglich. Er wurde in diesem Bereich als nicht reha-fähig eingestuft. Seit einiger Zeit ist Peter nun auch an Heroin geraten. Ein Zurück aus der Sucht ist ohne Hilfe von außen nicht möglich. Das Hilfesystem gibt aber keine passenden Hilfsangebote her.
Die Wohnsituation ist immer wieder gefährdet. Peter kann sich nicht auf die angebotenen Hilfen einlassen. Kostenzusagen werden abhängig gemacht von der Mitwirkungspflicht des Klienten, der er aber nicht im geforderten Maß nachkommen kann.
Auf Stress reagiert er mit Verweigerung, Flucht, Aggression oder totalem Rückzug. Er kann sich nicht von falschen Freunden abgrenzen, ist auch in die Kriminalität abgerutscht.

Immer wieder war Peter aus seinem Wohnheim abgängig, manchmal tage- oder sogar wochenlang. Er bringt sich ständig selbst in Gefahr. Er wurde bereits mehrfach hilflos aufgefunden und ins Krankenhaus eingeliefert. Dieser Kreislauf schien nicht zu stoppen zu sein. Peter war kaum noch in der Wohneinrichtung. Wo der Weg hinging, war völlig offen, ohne Hilfe von außen ging es nur noch steil bergab. Um einen Weg aus diesem Teufelskreis zu finden und Peters Überleben zu sichern, ließ sein Betreuer ihn mit einem entsprechenden Unterbringungsbeschluss in eine geschlossene Psychiatrie einweisen. Von dort wechselte Peter in eine geschlossene Wohneinrichtung, in der Hoffnung, dass die dortige Struktur ihm helfen würde, zurück ins Leben zu finden.

Leider hat sich diese Hoffnung nicht erfüllt. Peter ist auch aus diesem Wohnheim mehrfach entwichen, schließlich auch nicht mehr zurückgeführt worden. Der Kostenträger stellte daraufhin die Hilfe ein.
Peter lebte eine Zeit bei seiner damaligen Freundin, ohne jede finanzielle Unterstützung. Dann beendete die Freundin die Beziehung und wies Peter aus der Wohnung, was für ihn Obdachlosigkeit bedeutete.
Die rechtliche Betreuung wechselte in dieser Zeit von einem ehrenamtlichen zu einem Berufsbetreuer. Doch auch das änderte nichts. Immerhin schaffte es der neue Betreuer gegen viele

Widerstände, ihn wieder in die Sozialhilfe zu bekommen, sodass wenigstens eine gewisse finanzielle Absicherung und vor allem die Krankenversicherung gegeben waren.

Irgendwann gelangte Peter dann doch wieder mit einem Unterbringungsbeschluss in ein Krankenhaus. Er konnte sich diesmal auf die Hilfe dort einlassen und es ging ihm gut damit. Die Sozialarbeiterin fand noch einmal eine Einrichtung, spezialisiert auf schwierige Fälle, die bereit war, Peter aufzunehmen. Nach einigen Monaten Krankenhaus konnte er dort einziehen. Peter war sehr motiviert und freute sich, ein neues Leben anfangen zu können. Doch es funktionierte wieder nicht. Bereits nach vier Wochen wurde er von der Einrichtung als untragbar entlassen. Peter hatte es wieder nicht geschafft, sich an die Regeln zu halten. Eigentlich hatte er sich dort noch gar nicht eingelebt.
Nun war er also wieder obdachlos, mitten im Winter, ohne alles, denn in seiner üblichen Art hat er sofort und nur mit dem, was er am Leib trug, die Einrichtung verlassen. Wieder war er nicht gewollt und wurde weggeschickt.
Seitdem ist er obdachlos, weitere Hilfsversuche gab es nicht. Die beteiligten Krankenhäuser nehmen ihn aufgrund der Vorfälle nur noch zur akuten Entgiftung auf, eine längere Therapie hätte keine Aussicht auf Erfolg. Und so bleibt er sich selbst überlassen, in einer Welt, in der er nicht zurechtkommt und in der er seine Verzweiflung mit immer härteren Drogen betäubt.

Auch wenn wir im Moment nichts für ihn tun können, wir bleiben seine Eltern. Mit der Zeit haben wir gelernt, auch mit diesen schwierigen Zeiten umzugehen, es auszuhalten. Wir bleiben im Hintergrund und sind für ihn da, wenn er uns braucht. Er ruft immer mal wieder an, nicht nur in Notsituationen. Bis jetzt ist die Bindung zu uns erhalten geblieben. Solange wir die Beziehung und das Vertrauen zu uns aufrechterhalten können, dürfen wir auch noch Hoffnung haben. Wir geben unseren Sohn nicht auf.

Fallbeispiel K.

Ich lernte K. bereits als Kleinkind kennen, als er von einem Ehepaar adoptiert wurde. Er war entwicklungsverzögert, in der Schule fiel ihm nichts leicht, aber er schaffte doch einen Realschulabschluss. Auch seine Ausbildung als Buchdrucker schloss er ab, arbeitete danach einige Jahre in einer Druckerei. Als diese geschlossen wurde, fiel er in die Arbeitslosigkeit. Immer häufiger griff er zum Alkohol. Seine Adoptivmutter kümmerte sich sehr eng um ihn, teilte sein Geld ein, achtete auf eine konstante Schuldenabzahlung. Die von ihr angestrebte Diagnostik brachte Gewissheit: K. leidet unter FASD. Er erhielt einen Schwerbehindertenausweis. Irgendwann jedoch fühlte er sich so sehr bevormundet, dass er diesen engen Rahmen nicht mehr wollte. Wenigstens sah er ein, dass es ohne jegliche Betreuung sehr schwierig für ihn werden würde, und er stimmte der Bestellung eines Berufsbetreuers zu.

Seit fünf Jahren saß dieser junge Mensch nun schon zu Hause, der Alkohol war immer noch sein Begleiter. Endlich fand sich ein örtlicher Arbeitgeber, der bereit war, ihm ein Praktikum anzubieten. Das zuständige Jobcenter genehmigte dies als Trainingsmaßnahme für einen Zeitraum von vier Wochen. Der Arbeitgeber war von der höflichen, freundlichen und fleißigen Art K.s sehr angetan, auch die Kolleginnen und Kollegen hatten ihn in ihre Herzen geschlossen. Regelmäßig nahm er die Termine in der Suchtberatung wahr.

K. bekam einen unbefristeten Arbeitsvertrag in Vollzeit. Seither arbeitet er in diesem Unternehmen, er hat schon einen Berg von Überstunden angesammelt. Inzwischen gibt es einen neuen Betriebsleiter, die vertraute familiäre Atmosphäre hat sich verändert. K. verschiebt immer wieder seinen Urlaub oder verzichtet darauf, er befürchtet, sonst seinen Job zu verlieren. Er stößt physisch und psychisch an seine Grenzen. Seine Schwester sorgt sich sehr, weil er die eigene Überforderung nicht erkennt. Ein gemeinsames Gespräch mit dem Chef lehnt er ab, aus Angst vor einem Arbeitsplatzverlust.

Wie lange geht das noch gut? Wir würden ihn gern schützen, aber das wäre gegen seinen Willen ...

Glossar

Akzeptanz	Annahme, Anerkennung, Einwilligung, Hinnahme, Billigung, mit jemandem oder etwas einverstanden sein
Diskrepanz	Missverhältnis zwischen zwei miteinander in Beziehung stehenden Dingen
expressive Sprachstörung	Störung, bei der die sprachliche Ausdrucksfähigkeit weit unter dem Intelligenzniveau des Betroffenen bleibt; stark eingeschränkter Wortschatz, kurze Sätze, fehlerhafte Grammatik. Das Sprachverständnis ist in der Regel nicht beeinträchtigt.
Grenzgänger	Psychosozial besonders belastete und benachteiligte Menschen, die Hilfe von verschiedenen Systemen benötigen. Da die Hilfen oft nicht ausreichend abgestimmt werden, werden diese Menschen oft zwischen Einrichtungen hin und her geschoben.
kognitiv	das Denken, Verstehen oder Wissen betreffend
Komorbidität	Begleiterkrankung – ein weiteres, diagnostisch abgrenzbares Krankheitsbild oder Syndrom, das zusätzlich zu einer Grunderkrankung vorliegt
rezeptive Sprachstörung	Störung, bei der das Sprachverständnis des Kindes unterhalb des seinem Intelligenzalter angemessenen Niveaus liegt (Sprachverständnisstörung)
Setting	das Milieu, die Umgebung, die Situation oder das Arrangement
Sprachverständnis	die Fähigkeit, die Bedeutung einer Äußerung nur aufgrund der Wortbedeutungen und der grammatikalischen Regeln zu verstehen, ohne dass man die Situation dabei miteinbezieht
Symptom	Anzeichen für eine Krankheit oder Verletzung
WfbM	Werkstatt für behinderte Menschen

| Literatur

https://de.wikipedia.org/wiki/Familienunterst%C3%BCtzender_Dienst [Abgerufen am 06.08.2024]

www.aerzteblatt.de/archiv/181777/Fetales-Alkoholsyndrom-Das-Spektrum-lebenslanger-Komorbiditaeten-ist-gross

www.betreuungsrecht.de

www.bmjv.de/publikationen

www.drk.de/hilfe-in-deutschland/behindertenhilfe/freizeitangebote-fuer-menschen-mit-behinderungen/ [Abgerufen am 06.08.2024]

www.einfach-teilhaben.de

www.fasd-deutschland.de

www.ncbi.nlm.nih.gov/pubmed/26777270 [Abgerufen am 06.08.2024]

Astley, S.: FASD 4-Digit Diagnostic CodeTM ([4]2024): https://depts.washington.edu/fasdpn/htmls/4-digit-code.htm

Chudley A.E., Conry J., Cook J.L., Loock C., Rosales T., LeBlanc N.; Public Health Agency of Canada's National Advisory Committee on Fetal Alcohol Spectrum Disorder (2005): Fetal alcohol spectrum disorder: Canadian guidelines for diagnosis, CMAJ 172, Ausgabe 5, Beilage

Drogenbeauftragte der Bundesregierung (Hrsg.) (2017): Die Fetale Alkoholspektrumstörung – Die wichtigsten Fragen der sozialrechtlichen Praxis: www.drogenbeauftragte.de/fileadmin/dateien-dba/Drogenbeauftragte/4_Presse/1_Pressemitteilungen/2017/2017_III_ Quartal/DDB_sozR-FASD_2017_A4_WEB.pdf [Abgerufen am 29.10.2018 um 18:31 Uhr]

Gerull, S. (2002): Aufsuchende Hilfen in der Wohnungssicherung, Theoretische Überlegungen, Soziale Arbeit, 3, 2002, S. 89-96

Himmelreich, M., Lutke, C. J., Travis, E. (2017): The Lay of the Land: Final Results of a Health Survey of 500+ Adults with Diagnosed FASD. 7th International Conference on Fetal Alcohol Spectrum Disorder. http://interprofessional.ubc.ca/webcasts/fasd2017/ [Abgerufen am 17.03.2019 um 16:29 Uhr]

Kramer, H. (2015): Jetzt bloß noch kein Kind – Neues und Bewährtes zum Thema Verhütung. In: FASD – eine Herausforderung! 17. FASD-Fachtagung in Osnabrück 25.–26.09.2015, Schulz-Kirchner Verlag 2016

Landgraf, M. N. (2015): Diagnose der FASD. In: Becker G., Hennicke, K., Klein, M. (Hrsg.): Suchtgefährdete Erwachsene mit Fetalen Alkoholspektrumstörungen, De Gruyter

Landgraf, M.N., Heinen, F. (2016): S3-Leitlinie. Diagnose der Fetalen Alkoholspektrumstörungen FASD. https://www.awmf.org/uploads/tx_szleitlinien/022-025k_S3_Fetale_Alkoholspektrumstoerung_Diagnostik_FASD_2016-06.pdf

Matta, V., Engels, D., Brosey, D., Köller, R., Schmitz, A., Maur, C., Kosuch, R., Engel, A. (2018): Qualität in der rechtlichen Betreuung. Abschlussbericht, hrsg. vom Bundesministerium der Justiz und für Verbraucherschutz, Bundesanzeiger Verlag

Popova, S., Lange, S., Shield, K., Mihic, A., Chudley, A.E., Mukherjee, R.A.S., Bekmurdov, D., Rehm, J. (2016): Comorbidity of fetal alcohol spectrum disorder: a systematic review and meta-analysis, The Lancet, 387, Issue 10022, S. 978-987

Schuchardt, E. (1982): Soziale Integration Behinderter Band 1 und 2, Westermann Verlag

Wienholz, S., Seidel, A., Michel, M. (2015): Junge Erwachsene mit Beeinträchtigungen, Sexualität, Verhütung, Soziale Beziehungen. Studie im Auftrag der Bundeszentrale für gesundheitliche Aufklärung (Hrsg.), https://www.forschung.sexualaufklaerung.de/fileadmin/fileadmin-forschung/pdf/Kurzfassung_Junge_Erwachsene_mit_Beeintraechtigungen_Sachsen_Onlineversion.pdf, S. 59

Broschüren und Flyer

FASD: Fetale Alkoholspektrumstörungen – eine vermeidbare Behinderung, Hrsg.: FASD Deutschland e. V.

FASD und Schule (Flyer), Hrsg.: FASD Deutschland e. V.

Lebenslang durch Alkohol, Hrsg.: FASD Deutschland e. V.

Nur ein Schluck ... (Flyer), auch in englischer, russischer, französischer, türkischer, spanischer, niederländischer und einfacher Sprache, Hrsg.: FASD Deutschland e. V.

FASD und Recht (Broschüre), Hrsg.: FASD Deutschland e. V.

Die Fetale Alkoholspektrum-Störung – die wichtigsten Fragen der sozialrechtlichen Praxis, G. Schindler, Rechtsanwältin Heidelberg, Dr. med. h. Hoff-Emden, Chefärztin SPZ Leipzig, Hrsg.: Drogenbeauftragte der Bundesregierung, Bundesministerium für Gesundheit: https://www.bundesgesundheitsministerium.de/fileadmin/Dateien/5_Publikationen/Drogen_und_Sucht/Broschueren/FASD_SozR-Fragen.pdf

Handbuch Fetale Alkoholspektrumstörung – und dann? https://www.bundesgesundheitsministerium.de/service/publikationen/details/fetale-alkoholspektrumstoerung-und-dann

Stressreduktion bei FASD Betroffenen, deren Bezugspersonen und sozialer Umwelt durch Elterncoaching – Ein Handbuch zum Coaching von Bezugspersonen FASD Betroffener. https://fasd-fachzentrum.de/wp-content/uploads/Manual_FASD-Elterncoaching_2017.pdf

Weitere Informationen

www.fasd-deutschland.de

https://www.youtube.com/watch?v=ekSPCiGWHIs